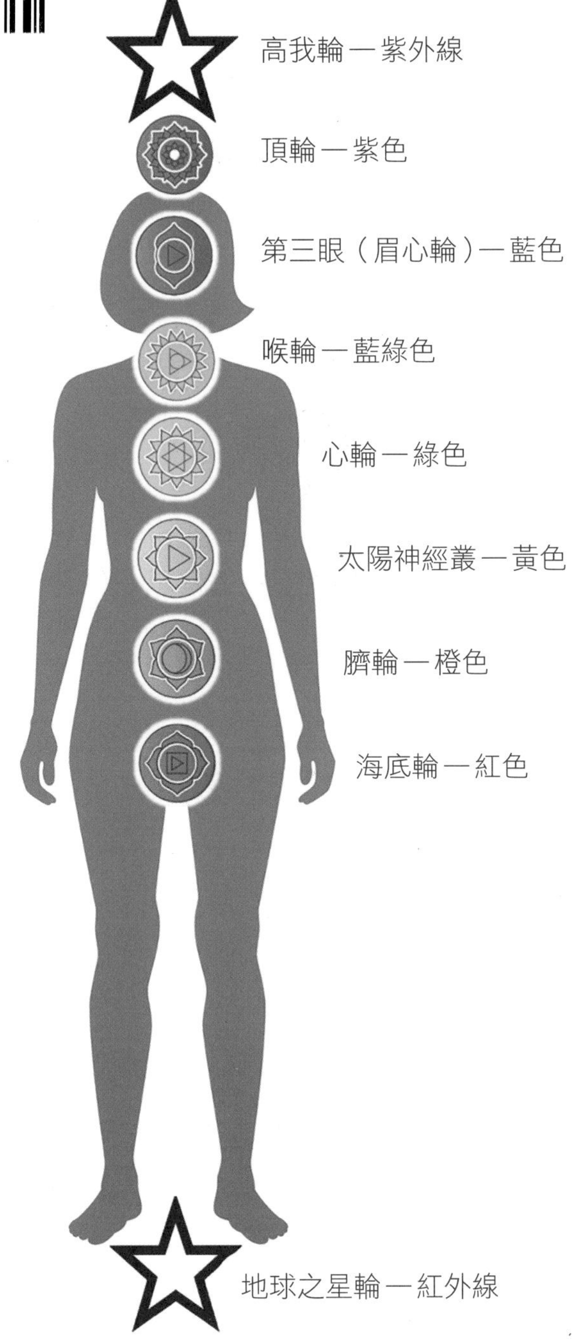

圖1：9個脈輪位置及顏色

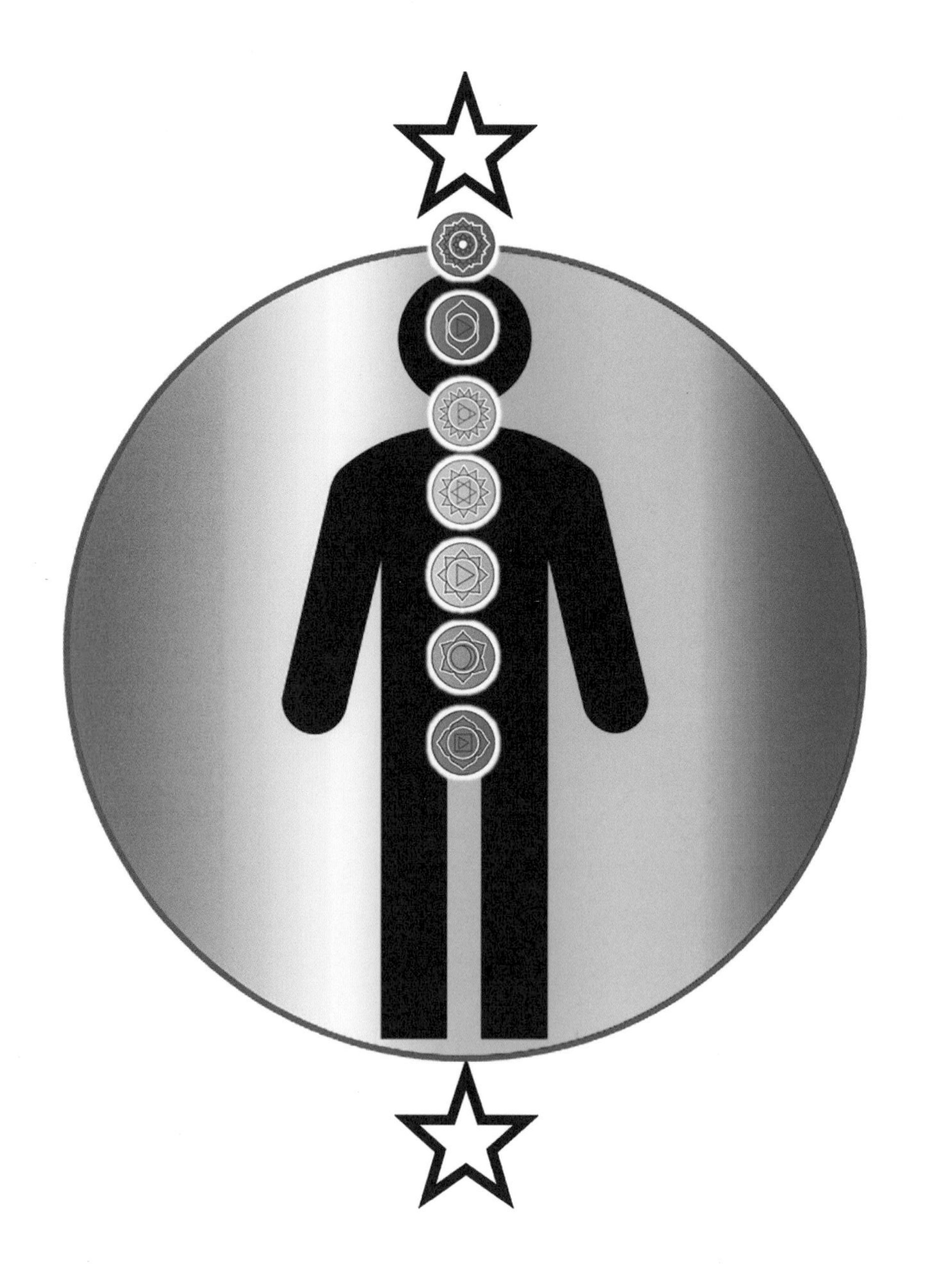

圖2：人體生物場（承圖1）

身體周圍的「能量場」或光環，同時會影響和反映健康狀況。
脈輪和生物場組成了彩虹體。

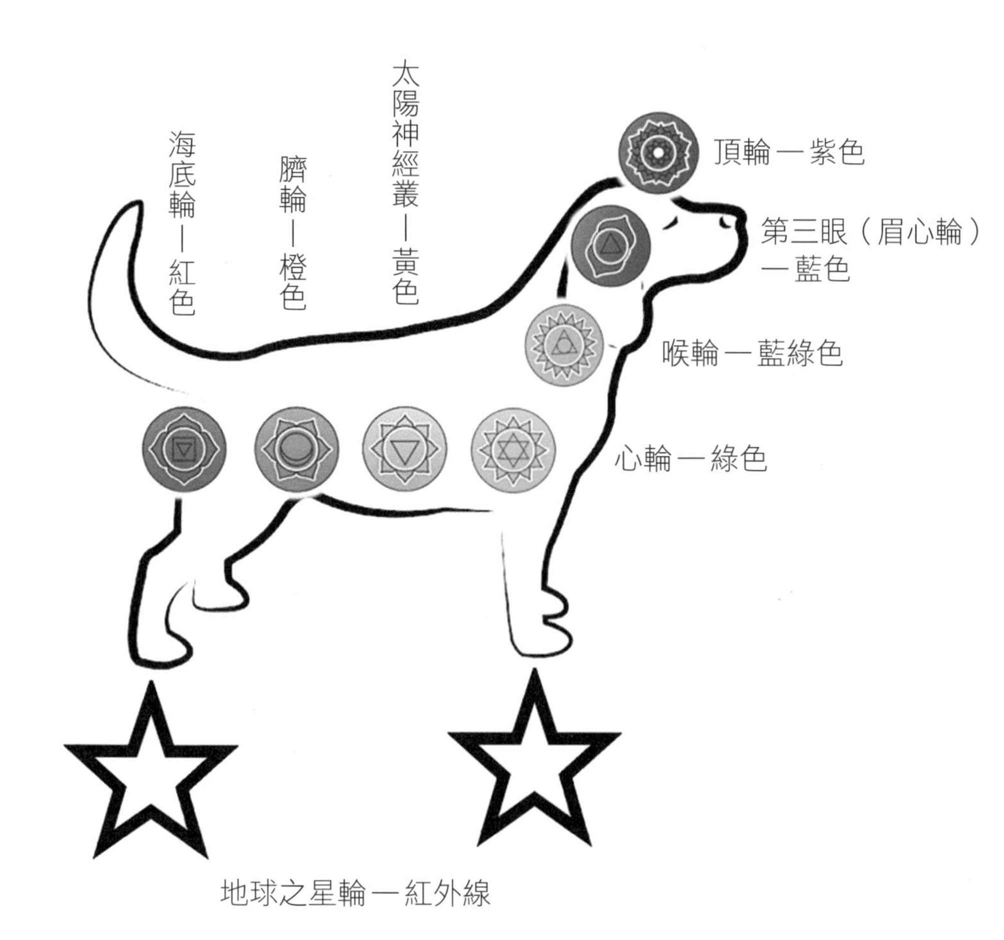

圖3：動物脈輪位置及顏色

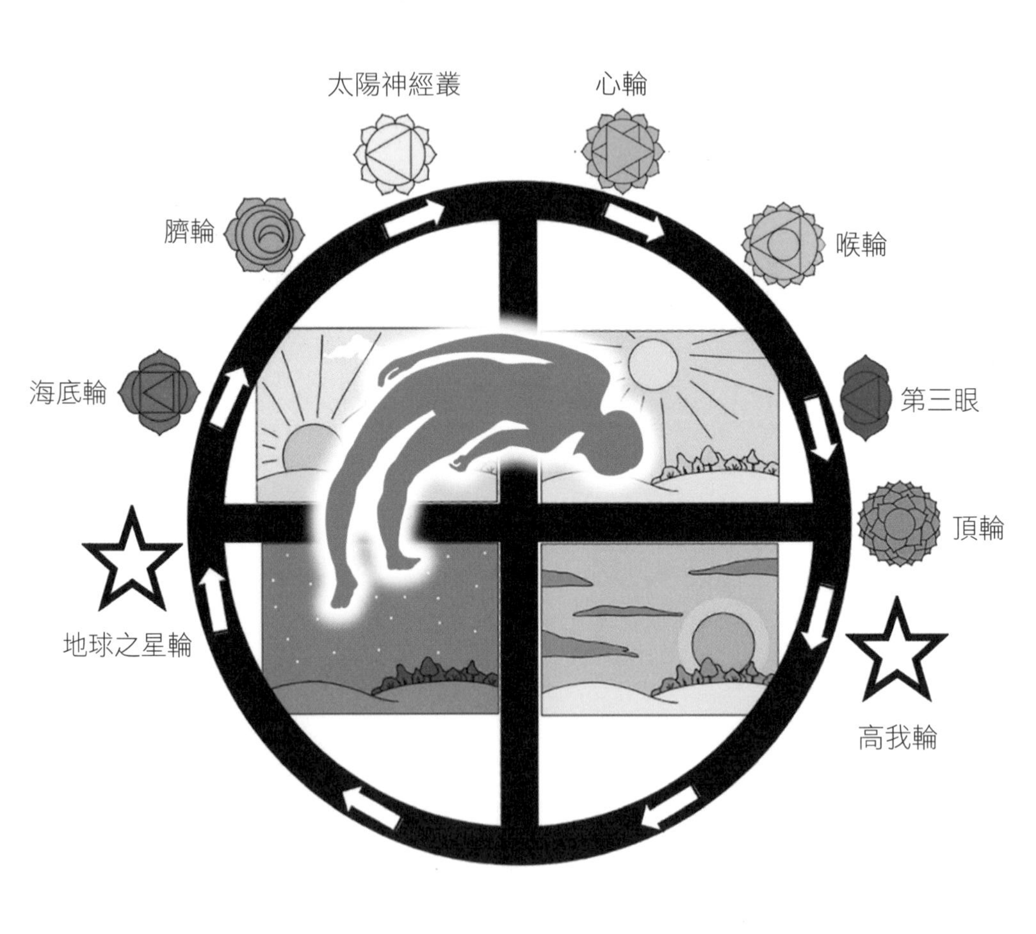

圖4：脈輪與太陽的運行

脈輪與太陽的相應。地球之星輪是轉世之門，頂輪和高我脈輪則是離世之門。兩者之間的脈輪與日光和生命有關，就像彩虹體一樣。

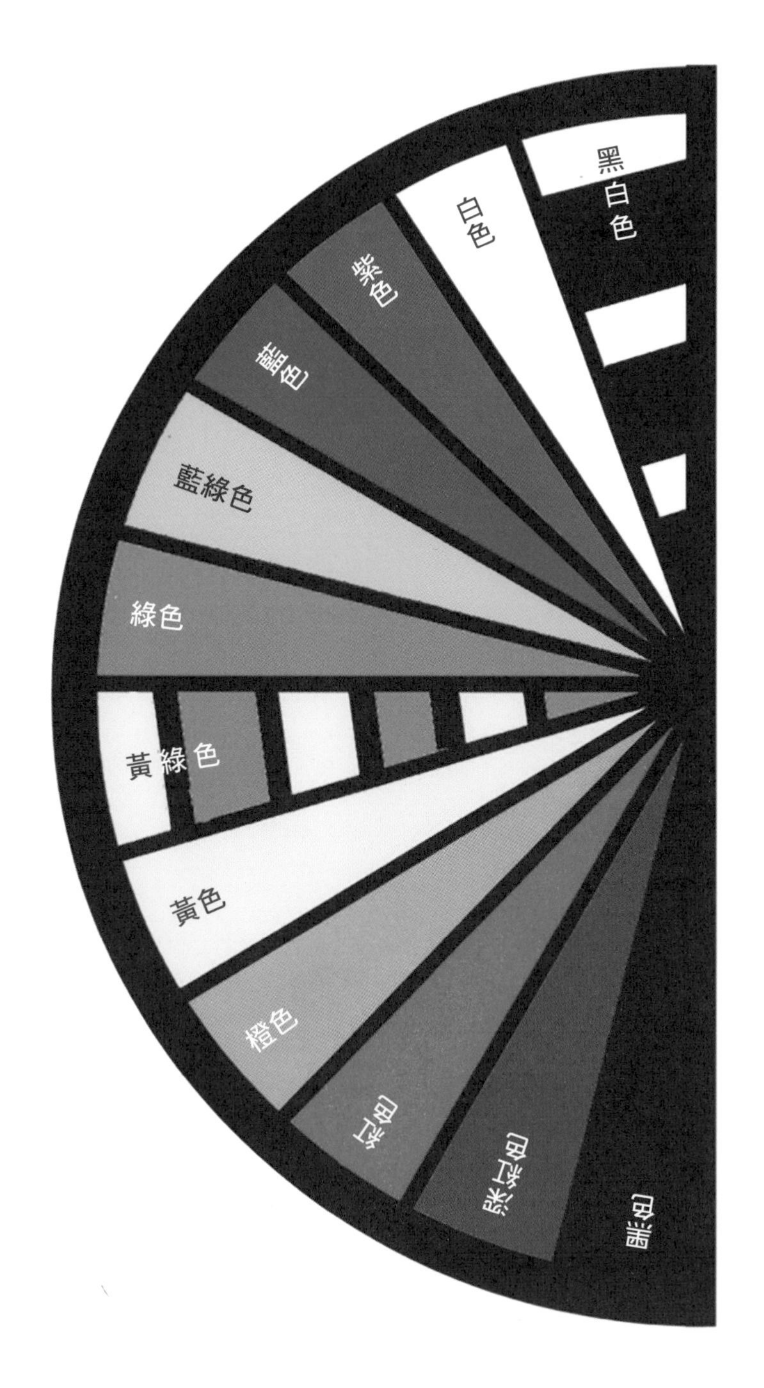

圖5：能量感應色表

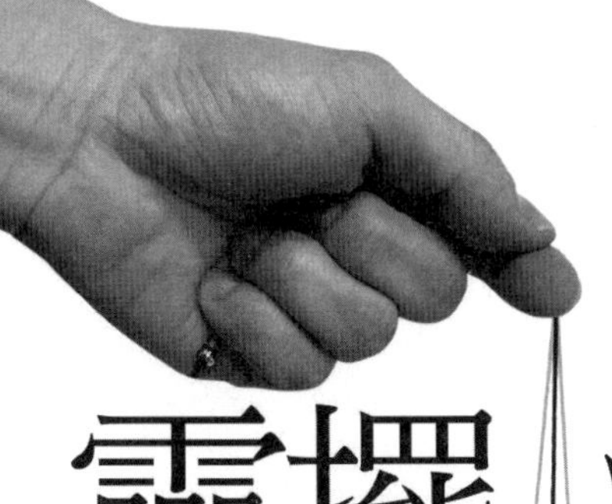

PENDULUM HEALING
COMMANDS HANDBOOK 2

靈擺療法進階指令

超越占卜，應用更廣，誰都可以簡單上手！

艾力克・杭特 *Erich Hunter* 王慧芳 *Rita Wang* 著

目錄

第二部　應用篇

作者序（一）──
取得巨大成功

艾力克‧杭特博士 Erich Hunter, PhD

非常感謝Rita Wang的協助，將靈擺煉金術（Pendulum Alchemy）帶給世界上的中文使用者。我覺得這很重要，因為在我們合作開始之前，這個靈擺研究領域只有少數亞洲的雙語人士知道。現在，我們正在接觸更多人，為此，我真的很感激。與世界各地的人們交流和分享知識，互相幫助和增進理解非常重要。能夠有機會與我原本無法溝通的人分享我的觀點，真的很榮幸。這是一件好事，為此我表示感謝。

目前，台灣、香港和新加坡完成靈擺煉金術認證的人數最多。靈擺專家和資深療癒者的社群正在不斷壯大，為此，我很高興看到它如何隨著時間的推移而演變和發展。

請你以開放的心態閱讀本書並嘗試書內所描述的各種方法。你可能會驚訝地發現，你對現實的影響比你以前想像的還要大。

本教學的目標是幫助您過更好的生活，同時也幫助他人。我希望你在嘗試這些方法後，也創造你自己的。本書中的資訊僅供參考，目的是讓您走上自己的道路。我只是向您展示一種入門方法。

在過去幾年中，我注意到文化差異會影響某些靈擺指令的有效性。由於靈擺指令會稍微改變現實，促使事情發生，如果因文化差異某些事情已經發生了變化，那麼該指令可能會不太有效。例如，在北美，人們非常外顯、善於發聲、富於表現，因此無形的指令效果很好。在亞洲，情況恰恰相反，人們更加安靜，不那麼引人注目。因此，由於文化原因，無形指令的效果較差。為了幫助解決這些問題，Rita Wang與我合著了這本書，使其與中文讀者更具文化相關性。

我注意到有些人希望立即看到靈擺指令的巨大效果。事實上有時效果會很大，但通常非常細微。這在實做中意謂著：執行你的靈擺指令，但接著在你的生活中採取行動來驗證它，去看到你想要的改變。例如，如果你想要一份新工作，請在進行的每個步驟中執行靈擺指令，同時執行獲得新工作所需的步驟。千萬不要僅僅只做靈擺指令，然後等待工作來找你。順著這些思路，將你的靈擺指令與您可能知道可做的其他事結合。如能量工作、表現技巧，以及您在行業或學校學到的技能等等。靈擺指令是放大鏡，它們讓事情更有可能發生，但你貢獻的越多越好。

再次感謝你閱讀這本書，我將見證你取得了巨大的成功。

＊艾力克・杭特博士（Erich Hunter, PhD），多年來一直以網路傳授自創的「靈擺煉金術」，學生來自世界各地。目前共出版了四本靈擺療法書和三十多個靈擺線上課程。同時為有志成為靈擺療癒師的人，提供認證培訓計畫。杭特博士也設計開發了一系列高振頻的靈擺販售。如果要了解更多信息，請訪問：www.pendulumalchemy.com

作者序（二）——

靈擺無所不能，跳出自我設限框架隨意玩！

王慧芳 Rita Wang

這兩年來我意外學習了《易經》，感覺其博大精深，高深莫測（有看沒懂）。直到這次洪雪珍老師直指人心的探索教法，上完課之後，突然豁然開朗。孔子講述易經就有十本著作，他曾說過：「玩索而有得」，意思就是說一邊玩一邊探索就學到了，輕輕鬆鬆從最基本開始玩，最後就會變成是專家。

孔子所言還滿呼應自己使用靈擺的心路歷程，我會的靈擺應用全都是玩索而學到，我認為沒有所謂的老師，我開工作坊分享自己的經驗，參加者上完課才是真正學習的開始，每個人慢慢從玩靈擺中累積自己的經驗。參加過靈擺應用工作坊有幾百人，我們一起玩，互相支持、學習，我鼓勵大家抱著玩的心態使用靈擺，不要有太多的得失心，該發生或不該發生的，有時由不得人，宇宙自有其法則安排一切。因此我們的群組取名為：「**靈擺玩家**」。

在靈擺療法的運用上，當你想解決問題時，如果不找根源，你下再多的指令就如亂槍打鳥一樣，偶爾誤打誤撞、歪打正著，或完全沒有效果。所有問題的造成一定有其原因，如果你只針對表面的現象下指令，問題仍然會再回來。我分享的重點是一套檢測的程序，找到問題產生的根源，只要一一清除，問題就不在了，簡單又快速。

根源找到了，下一步就是用對的靈擺指令來解決問題。二〇二〇年因應大家的需求我們出版了《靈擺療法實用指令》，深獲靈擺療法使用者好評，熱銷至今。二〇二四年艾力克再次集結了多年的經驗，導入了新的概念，從靈擺療法升級到「靈擺煉金術」，因此完成了這本《靈擺療法進階指令》。

《靈擺療法進階指令》資訊更詳細與豐富，內容包羅萬象。中文版我另加入自己靈擺應用的經驗分享，希望藉由驗證的案例讓你們更有信心。靈擺真的無所不能，它完全融入在我的生活中。這本書有如一座寶山，不進去永遠不知道有什麼寶藏，進去後切莫空手而回。

請打開你的心，跳出自我設限的框架，放下未知的恐懼，為了更好的生活，讓靈擺陪你好好玩一玩。

祝福所有的「**靈擺玩家**」幸福美滿，健康快樂。

Rita Wang 王慧芳

e-mail: rita50888@gmail.com

歡迎加入臉書社團：「靈擺療法」

第一部

理論篇

靈擺療法

自從《靈擺療法》一書出版以來，靈擺療法迅速開枝散葉蓬勃發展，進而衍生了之後的靈擺煉金術，它是一種更全面性的靈擺用法，而靈擺療法實際上也因此被認定為是靈擺煉金術的其中一部分。

以下是靈擺療法最普遍的差異：

1. 回答問題：靈擺問事。
2. 改變現況：靈擺煉金術。
3. 透過療癒改變現況：靈擺療法。

靈擺煉金術被定義為使用靈擺作為工具，以對所有參與者皆有利的方式改變、轉變或影響某事。雖然它可能涉及治療，但不只限於此。你可以將靈擺用於各種目的，例如增加你的金錢財富、改善人際關係或加強你的靈性修行等。

本質上，你可以使用靈擺煉金術來轉移、改變或轉化任何事物，以便改善你或他人的生活。本書將引導你如何做到這一點。然而，為了與第一本書保持一致性，儘管這本書對靈擺煉金術著墨更全面。我仍然保留了「靈擺療法」書名。

感謝你閱讀這本書。

我見證了你在靈擺煉金術上獲得了巨大成效。

靈擺指令簡介

靈擺指令是你在使用靈擺煉金術和療癒時所做的陳述，這些指令是為了達成以下的目的：

- 增加某事發生的可能性。
- 停止或終止某事。
- 檢測某件事以確定是否應該結束或加強它。
- 轉移、改變或轉化。
- 透過正面肯定來強化某事。
- 賦予某事物能量，使其復原或恢復活力。

簡潔和果斷的靈擺指令非常重要。用簡單直接的陳述，它們是最有效的。

在此我提供了最常見靈擺指令細分的類型。

命令式指令

多數靈擺指令都是命令式語句，發出命令、方向或指示。這就是它們通常被稱為指令的原因。

以下是命令式靈擺指令的範例：

- 將房間的能量改為藍綠色能量。
- 消除X和Y之間的負面想法、情緒和記憶。
- 協調X和Y之間的關係。

宣告式指令

宣告式指令是你針對某事的主張或宣告是肯定的，其目的在於強化你所說的內容並提升其真實的可能性。

以下是宣告式靈擺指令的範例：

- 我見證了完全的療癒。
- 我很健康、完好。
- 我是可愛又充滿愛心的。

使用靈擺指令和新時代運動的吸引力法則所使用肯定句，可說是異曲同工。它也是以量子物理的概念為基礎，表示你所見證的一切都會變成事實。

把你所想要的任何宣告式語句，藉由靈擺陳述出來就成了靈擺指令。這表示你可以將新時代運動的肯定語句，轉換為靈擺指令以增強其有效性，而無須不斷重複它們。這種方法的美妙之處在於，你不需要保持在特殊的精神狀態就可以發揮作用了。

召請式指令

這類型的靈擺指令用於召請神靈或高次元存有的幫助，例如神、女神、天使或指導靈。如此你的指令就變成一種禱告。

你可以將召請與任何類型的靈擺指令結合使用，或者你也可以完全不用召請，直接執行靈擺煉金術和靈擺療法即可。

以下是召請式靈擺指令的一些範例：

- 親愛的神，請將此人的能量改為藍綠色能量。
- 親愛的神，如果這是符合我的最高福祉，請治癒我的這個疾病。
- 親愛的女神，請將我的意識提升到最高的水平。
- 指導靈，請幫助從這種情況中明白我需要學習的功課。

一般來說，本書不包括召請。然而，你可以透過召喚神來輕易地將任何指令轉化為祈求或祈禱。

共振指令（宣告式語句）

創造有效的靈擺煉金術指令，另一種新方法是透過共振陳述。這些陳述有助於調整你的思想和感受，讓吸引力法則發揮其魔力，增加使用靈擺煉金術成功的可能性。本書提供了大量共振陳述的範例，如果你想更深入地探索該主題，可以選擇上完整的課程。強烈建議你深入研究它。

色彩療癒指令（命令式語句）

自第一本書以來，色彩療癒在靈擺煉金術中變得非常重要。本書將提供大量色彩療癒指令的範例。如要傳送此類指令，你可以查看顏色圖表（見本書開頭之圖5）或使用你的直覺來確定所需的顏色。最常見的色彩療癒指令包括：

- 「傳送藍綠色能量到……」這個指令可以激發、賦予事物活力，並將某些事物帶入最佳的狀態。
- 「傳送閃爍的白光（灰色）到……」這個指令可以透過干擾來停止或加強某些東西。它還有助於設定新的意圖，隨著時間逐步發展。

如果你想進一步探索這個主題並學習所有方法，強烈建議你參加完整課程。

如何完成一個靈擺指令？

最好你都用如「……只有在所有人最高福祉時」之類的短句來完成一個靈擺指令。這可以防止你要求一些不應該發生的事情，因為靈擺指令只有在與最高福祉一致時才會起作用。

另一個替代短句是「……這個或更好的東西。」這可以確保你有更多可能性時不會無意中限制自己。

雖然我不會在本書中的每個靈擺指令之後都包含這兩個短句，但我強烈建議在每個指令之後或至少在靈擺煉金術和靈擺療法開始之前，所做的任何祈禱或意圖設定陳述時加入類似的句子。我會不斷的強調它非常的重要。

靈擺指令注意事項

靈擺指令不是咒語，你只需在療程中說一次既可。除非必要或規則的一部分，否則請避免重複指令。例如，如果情況需要重複提升能量或維持所做的改變，你可以在同一療程中重複該指令。一般來說，說出一次靈擺指令與說出多次一樣有效。但是不要出於自我懷疑而重複它們。然而，當之後開始新療程時或你認為有必要時，你始終可以重複指令。靈擺指令的一般概念是「一勞永逸」，除非情況另有需要。

靈擺指令更有一個令人驚訝的地方，即使你分心或精神狀態不佳，它們仍然有效。靈擺指令不需要特殊的心理狀態或情緒就能產生影響。這意謂著即使你處於脅迫狀態，也就是你最需要它們的時候，你也可以使用靈擺指令。

在解決問題時，嘗試不同的指令來激發改變。有時一個指令會比另一個指令更好。

請自由使用本書作為靈感來創造自己的靈擺指令。靈擺指令不一定來自權威人物才能有效。此外，它們不必是英語，因此你可以直接用你的母語。

結語

- 「我見證了你使用靈擺指令獲得巨大的成效。」

請試一試，看看它們對你有什麼影響。如果你是靈擺療法新手，請不要在第一次嘗試後放棄。放心玩，當你開始看到結果時，你會感到非常興奮。你有能力以實現最高福祉的方式改變現實。很酷吧？

如何傳送靈擺指令？

如果你正在看這本書，之前從未使用過靈擺煉金術或靈擺療法，那麼這章節是一個簡短的入門指南，可以幫助你立即開始使用靈擺指令。

但如果你已經知道如何使用靈擺煉金術和靈擺療法，你可以跳過這部分直接進入下一章。

以下是有關如何傳送靈擺指令的詳細步驟：

- 握住你的靈擺。
- 旋轉你的靈擺並說出「指令」：即是你希望某事發生的陳述。
- 讓靈擺繞圈旋轉，直到停止或改變方向。
- 重複該過程或獲得結果。

為了達到最佳效果，請使用由黃銅、木頭、骨頭或陶瓷製成的靈擺。避免使用純銅靈擺，也不要使用透明的水晶靈擺，因為它們會損害或破壞生物能量場和傳輸有害訊號。

切勿使用金屬鏈條作為靈擺吊繩。請使用棉繩等非導電材料以獲得最佳效果。

立即開始轉動靈擺，必要時擺動使其旋轉。旋轉動作是關鍵因素。靈擺不需要長時間旋轉。事實上，短時間的旋轉非常有效。我的靈擺很少旋轉超過十秒。如果靈擺旋轉超過一分鐘，請停止並繼續下一個指令。

專注一次說出一個靈擺指令，尤其是當你初次練習時。等你變得更熟練時，可以快速連續發出指令，只要你讓靈擺在每個指令之間旋轉一會兒即可。

你可以用任何語言說出靈擺指令。

你創造的靈擺指令與專家的靈擺指令一樣有效，甚至更有效。

如果可能的話，就大聲說出靈擺指令。即使是一聲耳語也夠了。如果你只想用意念傳送靈擺指令，請確保你擁有強大的心靈能力。一般來說，口語比意念更有力量。此外，口語傳送跳過了你「個人振動頻率」或你相信甚麼是可能的，因此降低了對達成改變的阻力，造成你的靈擺指令更加有效。

如果你沒有靈擺，也可以用手指代替。它不是那麼有效，但總比沒有好，特別是在緊急情況下或當你無法使用靈擺時才用。但是，請避免使用手指來解決嚴重的健康問題，一般情況下儘量減少使用手指。

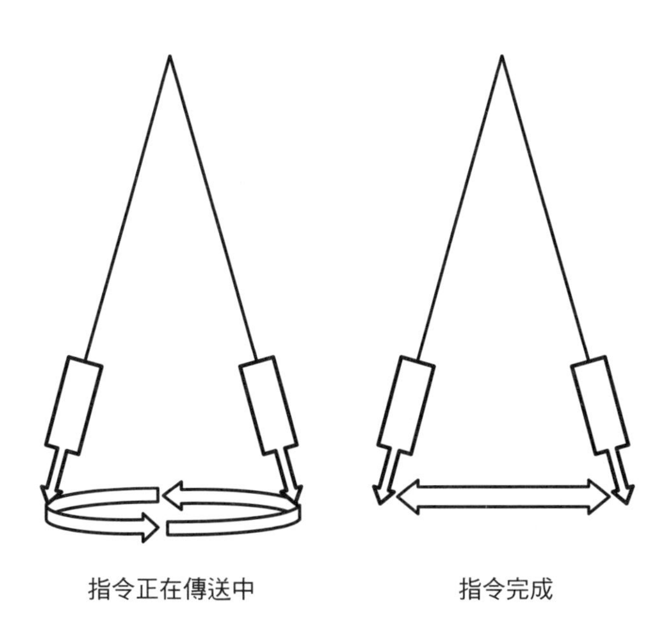

指令正在傳送中　　指令完成

創造靈擺指令的簡單方法

創造靈擺指令的簡單方法如下：

首先，選擇一個你真正喜歡並且容易記住的單字或短句。以下是一些建議：

- 減少（表示你不想要的）
- 增加（表示你想要增加的）
- 我見證（表示你希望發生的）
- 將愛傳送給____（向特定的人或狀況傳送正能量）

接下來，選擇你的單字或短句，在你要傳送靈擺指令時使用它。

公式如下：

最喜歡的單字／短句＋期望的結果

使用公式發出的指令範例：

讓我們想一想「磁吸」這個詞，它的意思是引來或吸引某些東西給你，類似於磁鐵吸引一塊金屬一樣。

公式：**最喜歡的單字／短句＋期望的結果**

磁吸

- 吸引更多的錢進入我的銀行帳戶。
- 吸引療癒力。
- 吸引訴訟的勝利。
- 吸引完美的停車位。
- 吸引最好的結果給每位參與者。
- 吸引靈性洞察力和智慧。
- 吸引充滿激情的新關係。
- 吸引我的靈魂伴侶。
- 吸引來自所有已知和未知來源的大量現金。
- 吸引增加我的儲蓄。

你可以使用這個簡單的公式來建立大量指令。

增加

- 增加豐盛財富流入我的生活。
- 增加治療效果。
- 增加找到靈魂伴侶的可能性。
- 提高我解決問題的能力。
- 增加獲勝的機會。
- 提升我的申請處理的速度。
- 增加我獲得這份工作的機會。

減少

- 減少我正在經歷的疾病。
- 減少遇到____的機會。
- 減少房間裡的緊張氣氛。
- 減少我的恐懼和懷疑。
- 減少我對他人的憤怒。
- 減少尋找完美伴侶的阻力。
- 減少任何阻礙以達到豐盛。
- 減少房間內的負能量。

我見證

- 我見證了完全的療癒。
- 我見證自己找到真愛。
- 我見證了越來越多的繁榮和富足朝向我而來。
- 我見證受傷的心被療癒了。
- 我見證自己度過了美好的一天。
- 我見證這封電子郵件送達目標收件人。
- 我見證我和孩子之間的問題已療癒了。

傳送愛

- 傳送愛給商店內的每個人。
- 傳送愛給我工作中的每個人。
- 傳送愛給我的鄰居。
- 傳送愛給我的家人。
- 傳送愛給車禍中的人們。
- 傳送愛給我的敵人。
- 傳送愛給我行業中所有認識的和不認識的人。

其中許多指令也可以互換，只需替換你最喜歡的單字／短句，這樣一個靈擺指令就可以變成多個靈擺指令。

- 吸引更多資金進入我的銀行帳戶中。
- 我見證我的銀行帳戶裡有更多的錢。
- 增加我銀行帳戶裡的錢。
- 傳送愛到我銀行帳戶裡的錢。

一般規則

你的靈擺指令不需要措詞完美，也不需要具有完美的文法意義。你只需專注於傳達整體想法，不要強調措辭。你幾乎可以忽略有關吸引力法則中複雜的措辭規則。你儘管隨意使用否定詞，並表達你不希望發生的事。

例如，「我見證自己並不胖」是一個完全有效的靈擺指令。然而，它不能作為吸引力法則的陳述。

你只需清楚地說明你想要發生的事情。並且要有這樣的意圖：它會在你和所有人的最高福祉下完成。

你不一定要相信你所說的話。當你大聲說出來的動作通常會覆蓋任何疑慮，尤其是在抵抗轉變情況為中度或低度時。然而，如果阻力很大，強烈建議你查看我網站上「共振療法」的課程，因為它可以使你的想法和感受保持一致，在這種情況下經由降低阻力，使改變更有可能發生。

一旦你說出靈擺指令，它就會對現實產生影響，刺激產生回應。幾乎每個靈擺指令都會引起變化，但你需要進行驗證，看看是否足以克服阻力並帶來變化。

你可以使用的其他單字和短句

- 放大（你想要增加的東西）。
- 消除（你不要的東西）。
- 提高____的意識。
- 傳送藍綠色能量給____。
- 傳送灰色能量給____。

靈擺指令

本書中文版的靈擺指令是按主題編排而成，這是編排如此大量指令最合乎邏輯的方法。

使用這本書，首先你要確定嘗試改變的問題是什麼，然後翻到最有可能包含你需要指令的部分。

例如，如果你有睡眠問題，請先前往睡眠章節並瀏覽它以尋找相關指令。你也可以探索本書中其他章節，可能包含有用的指令，例如脈輪、色彩療癒、基本元素等。

瀏覽整本書讓指令「跳出來」給你也是有幫助的。有時，某個特定的指令可能正是你目前所需要的，即使你的邏輯思維無法找到它，讓共時的巧合引導你。

此外，你可以使用這些指令作為靈感來創造自己的指令。鼓勵你根據需要去修飾、添加、更改和組合它們。你做得越多，你就會越擅長創造和使用指令。

我見證你使用靈擺煉金術指令取得了驚人的成效，進而改善你和你所愛之人的生活。

第二部

應用篇

1. 上癮症

近年來，上癮症已成為許多個人、家庭和社區的主要問題。例如，在美國，我們經歷了鴉片類藥物的流行，對吸毒者、他們的親人和整個社會，造成了巨大的傷害和痛苦。其他形式的上癮症也很普遍。長期以來酒精上癮一直是一個問題，現代人們已經認知到新形式的上癮，例如食物上癮、性上癮和花錢上癮……等。上癮是一個嚴重的問題，如果不加以解決，最終會導致上癮者的自我毀滅。

鑑於上癮的性質，尋求專業援助和支持團體來幫助上癮者及其家人非常重要。使用靈擺可以作為這些努力的輔助，例如改善上癮者的環境提供幫助，支持其尋求幫助的行動，這會對狀況產生正面影響。

然而，值得注意的是，上癮者本身的上癮傾向也可能不會單獨受到靈擺指令的影響。如果認為單靠靈擺煉金術就能解決問題，那就太不切實際了。

依我個人的想法，上癮者最終必須選擇在這一世或下輩子自己克服某事。從某個角度來看，這可以被視為一種靈性的考驗，也是他們經歷業力的一部分。雖然我可能是錯的，但我觀察到，除非上癮者想要改變，否則成功的機會很低。

重要的是始終記住也有可能造成上癮的潛藏因素。上癮治療的方法通常是針對精神、身體或心理健康問題自行服藥。因此，在使用靈擺指令時，重要的是需確保該人也針對這些潛在問題尋求其他幫助。

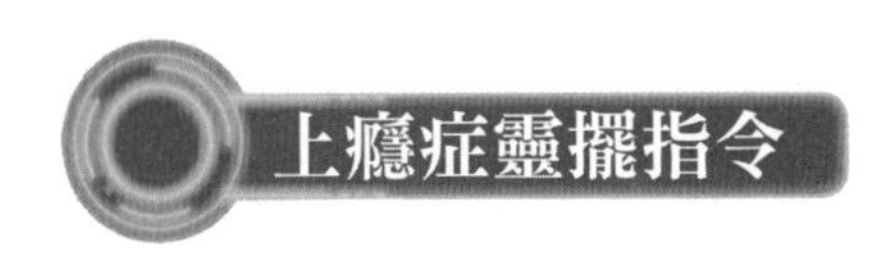

- 讓____（人名）獲得他人的幫助和支持。
- 讓自己得到別人的幫助和支持。
- 協助____改變行為不再有上癮症。
- 擴大新月的能量，形成一個支持網絡來幫助____治癒上癮症。

- 調整____適應新的生活方式。
- 調整____保持清醒。
- 調整我適應一種新的生活方式。
- 消除____對（酒精／毒品／債務／食物／性／吸菸）的上癮渴望／行為／傾向。
- 提升____做出不同選擇的能力。
- 消除____沉迷於短暫的幸福感。
- 在彼此合作情況下阻止____從事該行為。
- 讓____抵抗不想清醒的欲望。
- 減少____沉迷於短暫的幸福感。
- 減少____上癮的誘因。
- 減少我上癮的誘因。
- 減少____從上癮行為中獲得滿足感。
- 減少____的行為，使他們停止____（行為）。
- 減少支持____上癮的行為。
- 降低____對渴望／行為／傾向上癮的需求。
- 降低我對渴望／行為／傾向上癮的需求。
- 使____的行為失去動力，以便他們停止____。

- 消除使____上癮的行為。
- 減少____對（酒精／毒品／債務／食物／賭博／性／吸菸）的上癮行為。
- 消除任何阻礙____沒法從上癮者轉變為無上癮者的想法。
- 緩解____對（酒精／毒品／債務／食物／賭博／性／吸菸）的上癮。
- 減輕我對（酒精／毒品／債務／食物／賭博／性／吸菸）的上癮。
- 減輕____對（酒精／毒品／債務／食物／賭博／性／吸菸）的上癮。
- 激發____做出不同選擇的能力。
- 使用滿月能量激發____尋求幫助的渴望。
- 讓上癮者所依靠的人，明白支持上癮行為對____帶來的傷害。
- 賦予____擁抱新生活方式的權利。
- 賦予____做出不同選擇的權利。
- 激發____為毒癮尋求幫助的能力。

- 激發為我的毒癮尋求幫助的能力。
- 擴大____的意識，幫助他們找到一種不會上癮的新生活方式。
- 增強____保持清醒的能力。
- 增強我保持清醒的能力。
- 建立一個支持網絡來幫助____治癒上癮行為。
- 建立一個支持網絡來幫助我治癒上癮行為。
- 調整____能保持清醒。
- 為____調整一種沒有上癮的新生活方式。
- 讓____駕馭上癮的能量並用它來治癒。
- 讓____駕馭上癮的能量，並用它來聯繫可協助斷癮的人。
- 讓____駕馭上癮的能量並用它來尋求幫助。
- 讓____駕馭上癮的能量並用於再加保持清醒。
- 讓____駕馭上癮的能量並用來保持清醒。
- 讓____駕馭上癮的能量並將其用於（任何你想要的）。
- 幫助____在清醒中找到平靜。
- 我賦予自己做出不同的選擇的權利。

- 我召喚新月的力量來激勵____保持清醒。
- 我召喚升起的太陽力量讓____做出不同的選擇。
- 我知道且見證了____承認他們是癮君子並且造成了傷害。
- 消除任何阻礙____，我感覺沒法停止該行為的想法。
- 我現在召喚午夜的力量來結束____對（酒精／毒品／債務／食物／性／吸菸）上癮的渴望／行為／傾向。
- 我現在召喚新月的力量來見證____找到不喝酒的新生活方式。
- 我現在召喚新月的力量來見證____獲得他們需要的幫助和支持。
- 我現在吸引新月的能量來見證____減少對（酒精／毒品／債務／食物／性／吸菸）的上癮渴望／行為／傾向。
- 現在消除了____我想要或感覺可以做出不同選擇的障礙。
- 現在消除了阻礙____，我想要或感覺可以找到一種沒有毒品的新生活方式。
- 我現在見證了____減輕對（酒精／毒品／債務／食物／

賭博／性／吸菸）的上癮。

- 我現在見證了____向可協助斷癮的人求助。
- 我現在見證了____為自己的毒癮尋求幫助。
- 我現在見證了____轉化上癮的能量，用它來保持清醒。
- 當我想要（喝酒／吸毒／負債／暴飲暴食／賭博／從事危險性行為／吸菸）時，我會聯繫可協助斷癮的人。
- 我見證了____學習了他這一生需要學習的功課。
- 我見證了____做出不同的選擇。
- 我見證了____沒有參與該行為。
- 我見證了____尋求幫助。
- 我見證了____留在康復中心。
- 我見證了____保持清醒。
- 我見證了____停止導致上癮的行為。
- 我見證了____停止該行為。
- 我見證了____從上癮者轉變為無上癮者。
- 我見證了一個支持網絡幫助____治癒上癮行為。
- 我見證了自己向可協助斷癮的人求助。
- 提高____做出不同選擇的能力。

- 提高____的意識程度以停止引發上癮行為的行為。
- 提高____看到上癮對他們造成的傷害的能力。
- 提高我看到上癮對自己造成傷害的能力。
- 提高我的意識水平，以停止引發上癮的行為。
- 提高家人看到支持____的上癮行為所造成的傷害的能力。
- 增強____尋求幫助的欲望。
- 增強我尋找上癮根源並尋求幫助的願望。
- 在（情況）下確保____的安全。
- 減少____對（酒精／毒品／債務／食物／賭博／性／吸菸）的上癮。
- 激發支持網絡來幫助____治癒上癮行為。
- 吸引助力來阻止____從事該行為。
- 吸引最好的人、環境和機會來幫助____找到克服毒癮的幫助。
- 吸引最好的支援團隊在____的生活中出現，以便他得到幫助和支持。
- 增強____尋求幫助的欲望。

- 增強親人看到為____的上癮行為辯護所造成傷害的能力。
- 讓____上癮行為無法有效緩解症狀，進而尋求其他方法。
- 讓____上癮的行為失效，以便他們停止____。
- 讓我的上癮行為無法有效地緩解症狀，這樣我就可以找到另一種方法。
- 將____從上癮者轉變為無上癮者。
- 讓我從一個癮君子變成一個非癮君子。
- 改變____的行為，好讓他們停止____。
- 改變我的行為以便我停止____。
- 消除____從他們的上癮行為中獲得滿足感。
- 清除____對短暫幸福感的沉迷。
- 消除____因毒癮而尋求幫助的任何障礙。
- 清除____清醒時的任何負面想法、情緒或記憶。
- 清除我對短暫幸福感的沉迷。
- 清除人____的上癮渴望／行為／傾向。
- 清除____的上癮觸發因素（酒精／毒品／債務／食物／

性／吸菸）的效力。

- 清除____從上癮行為中獲得的滿足感。
- 改善____的能力可以做出不同選擇。
- 改善我的能力可以做出不同選擇。
- ____現在解決了任何想要或感覺的障礙，他們可以控制上癮的渴望／行為／傾向。
- ____曾經歷過保持清醒。
- ____現在解決了我想要或感覺他們可以獲得幫助的任何障礙。
- ____現在解決了任何想要或感覺他們可以獲得幫助克服上癮的障礙。
- ____現在解決了任何他們想要或感覺可以保持清醒的障礙。
- ____聯繫了能幫助他的人。
- ____會找到可協助斷癮的人。
- ____將留在復健中心。
- ____將接受復健治療。
- 減少人____對（酒精／毒品／債務／食物／性／吸菸）

的上癮渴望／行為／傾向。

- 解決支持網絡將幫助____治癒上癮行為的任何想法和／或感覺障礙。
- 延緩____的行為，使他們停止____。
- 重新連結____的大腦以忽略上癮的誘因。
- 重新連結我的大腦，以忽略上癮的誘因。
- 將（顏色）能量傳送給____，以便他們願意接受他人的支持和幫助。
- 傳送（顏色）能量以減少人們____對（酒精／毒品／債務／食物／性／吸菸）的上癮渴望／行為／傾向。
- 將藍綠色能量傳送給____尋求協助。
- 傳送藍綠色能量____，尋求幫助和支持以克服毒癮。
- 傳送藍綠色能量給____，了解上癮所造成的傷害。
- 傳送藍綠色能量讓____保持清醒。
- 傳送藍綠色能量聚集支持網絡來幫助____治癒上癮行為。
- 傳送藍綠色能量給____做出不同的選擇。
- 當上癮行為無法有效緩解症狀，將藍綠色能量傳送給

____，以便他找到其他方法。

- 傳送藍綠色能量給____做出不同的選擇。
- 傳送藍綠色能量給留在康復中心的____。
- 傳送藍綠色能量給____，以阻止助長上癮行為。
- 傳送藍綠色能量給____，讓他從癮君子轉變為非癮君子。
- 傳送灰色能量給____，阻止其對（酒精／毒品／債務／食物／賭博／性／吸菸）的上癮。
- 傳送灰色能量，使____對其上癮誘因脫敏。
- 傳送灰色能量給____，以減緩其對短暫幸福感的沉迷。
- 傳送灰色能量給參與該行為的____。
- 傳送灰色能量協助____減緩上癮的行為。
- 增強____的能力以做出不同的選擇。
- 為____同步獲得戒毒幫助的最佳機會。
- 逐漸減少支持____上癮的行為。
- 逐漸減少我對（酒精／毒品／債務／食物／賭博／性／吸菸）的上癮。
- 改變____的行為，使他們停止____。

- 將____在（飲酒／吸毒／負債／暴飲暴食／賭博／從事危險性行為／吸菸）時的愉悅體驗轉化為不適。
- 將____從上癮者轉變為非上癮者。
- 將____的動機從上癮轉變為自我提升。
- 將我對____的愉悅體驗轉變為不適。
- 將我的動機從上癮轉變為自我提升。
- 將____陷入上癮轉化為清醒。
- 將對上癮的熱愛轉化為熱愛生活。
- 將傳播的力量傳送給____，以獲得他們需要的幫助。
- 將傳播的力量傳遞給____，他們將找到一種不沉迷於（酒精／毒品／債務／食物／性／吸菸）的生活方式。
- 將____的上癮衝動轉變為自我保健。
- 將____上癮的能量轉化為尋求上癮治療。
- 將____的上癮渴望／行為／傾向轉化為其他欲望／活動。
- 將____上癮渴望的衝動和驅動力轉化為肯定生命／健康的活動。
- 克服____的上癮傾向。

- 克服支持____上癮的行為。
- 削弱____對短暫幸福感的依賴。
- 削弱支持____上癮的行為。
- 削弱____對（酒精／毒品／債務／食物／性／吸菸）的上癮渴望／行為／傾向。
- 削弱____的上癮心理狀態，使他們能夠記住並按照他們清醒時的願望採取行動。

2. 阿卡西紀錄

阿卡西紀錄，也稱為生命之書，是指整個歷史上所有人類經驗、思想、情感和行為的集合。它類似圖書館提供了豐富的知識和見解。據說這些紀錄裡包含著前世、現在的情況，甚至未來的可能性資訊。透過存取阿卡西紀錄，個人可以更深入地了解自己、人際關係和人生目標。

存取阿卡西紀錄的過程可以透過多種方法來完成，例如冥想、催眠或與訓練有素的從業者合作。有些人聲稱可以自發性地存取這些記錄，而有些人則需要隨著時間的推移發展他們的心靈能力。在本節中，我提供了一些靈擺指令來協助訪問阿卡西紀錄的過程。

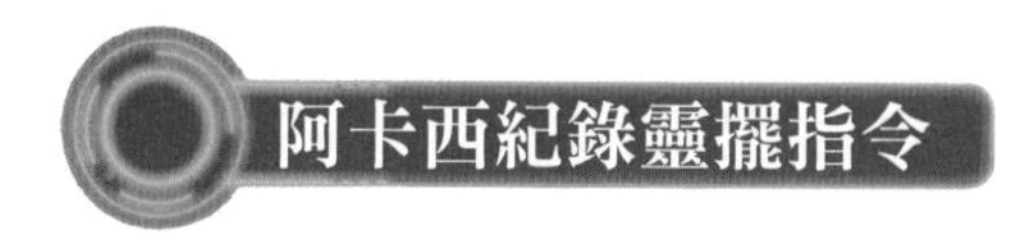

阿卡西紀錄靈擺指令

- 讓我有機會從阿卡西紀錄中學習，因此可以在靈性上提升並淨化我的靈魂。
- 平衡並解決我的阿卡西紀錄中的障礙。
- 減少任何阿卡西紀錄的阻礙。
- 賦予阿卡西紀錄解讀者權力為我提供令人驚嘆的解讀。
- 激發並整合所有更新的阿卡西紀錄。
- 幫助我徹底改變阿卡西紀錄中的挑戰並轉化為靈魂進化的機會。
- 為了所有相關人員最高福祉，我進入閱讀阿卡西紀錄。
- 我見證了未來療癒阿卡西紀錄的可能性。
- 辨識及有意識地療癒進入我阿卡西紀錄中有害的事物，讓靈魂穿越時空的旅程中可以學習所需的課程。
- 找到並消除進入我阿卡西紀錄中有害的、低頻的、破壞性的、仇恨的、創傷性的事物，並激發解決和療癒的過程。
- 最大限度地提高我從阿卡西紀錄中準確接收資訊的能

力，達到盡可能高的水平。

- 提升我從阿卡西紀錄中學習的能力到最高點，如此我就不會重複過去的錯誤。
- 用神聖的愛之光重新啟動我的阿卡西紀錄。
- 將我的阿卡西紀錄與神聖的光之源重新連結起來，並用愛重新為我的靈魂穿越時空的旅程注入活力。
- 祈請指導靈合作澈底療癒我的阿卡西紀錄。
- 在我和所有相關人員最高福祉下，增強阿卡西紀錄解讀的能力。
- 同步我與阿卡西紀錄的關係。

3. 過敏

過敏是一種常見的健康問題，當免疫系統對某些物質（如花粉、塵蟎、寵物皮屑或食物）反應異常時就會發生過敏。過敏症狀差異很大，但通常包括打噴嚏、流鼻水、搔癢和皮疹。在嚴重的情況下，過敏會導致呼吸困難、水腫，甚至過敏反應休克，這是一種危及生命的過敏反應。

值得注意的是，許多人誤將過敏反應歸因於蜘蛛咬傷。如果你懷疑自己被蜘蛛咬傷，則更有可能是你出現了過敏反應，而蜘蛛可能與此無關。

如果你有過敏症，請務必諮詢你的醫生，因為它們可能會危及生命。然而，靈擺指令可能有助於緩解過敏症狀，同時為你的問題找到靈擺療法以外的解決方案。

一般的

- 使我的身體適應沒有過敏反應的生活。
- 增強我的身體與過敏原協調的能力。
- 打破過敏反應的模式。
- 消除我對過敏原的反應。
- 對抗過敏反應。
- 抵消過敏反應。
- 平衡我的身體對過敏原的反應。
- 緩解我的身體對過敏原的反應。
- 緩解過敏反應。
- 降低我的身體對過敏原的反應。
- 減少過敏症狀。
- 減少過敏反應的程度。
- 消除我身體的過敏反應。
- 降低我的過敏反應。

- 增強讓我能在無過敏反應下生活的能力。
- 和諧我的身體與過敏原。
- 和諧我的免疫系統與過敏原。
- 和諧抗組織胺與我的身體。
- 和諧鼻噴劑與我的身體。
- 我經驗到過敏痊癒了。
- 我見證了鼻塞藥劑起了作用。
- 減輕過敏反應。
- 清除過敏原的有害影響。
- 清除抗組織胺的有害副作用。
- 清除鼻噴劑的有害副作用。
- 強化我的身體忽略過敏原的能力。
- 抑制過敏反應。
- 延緩我的過敏。
- 傳送灰色能量來回應過敏原。
- 整合不再過敏反應的能力。
- 減弱我的過敏反應。

蟑螂過敏

- 讓我的免疫系統適應有蟑螂的環境。
- 改變我的身體對蟑螂的反應。
- 讓我對蟑螂不做出反應。
- 增強我的身體對蟑螂不再反應的能力。
- 消除蟑螂過敏原反應。
- 對抗蟑螂的過敏反應。
- 對抗蟑螂過敏原。
- 緩解我的身體對蟑螂的反應。
- 緩解我對蟑螂的反應強度。
- 讓我對蟑螂不再敏感。
- 緩解蟑螂過敏症狀。
- 和諧我與蟑螂過敏原，這樣我就不會對其產生反應。
- 我喜歡在有蟑螂的環境中但無過敏反應。
- 減少我對蟑螂過敏原的反應。
- 增強我的身體忽略蟑螂過敏原的能力。
- 清除我對蟑螂過敏原的反應。
- 清除我對蟑螂的反應。

- 消除對蟑螂的過敏反應。
- 抵消蟑螂過敏。
- 強化我忽略蟑螂過敏原的能力。
- 減少我對蟑螂的過敏反應。
- 延緩蟑螂過敏。
- 增強我對蟑螂的抵抗能力。
- 逐漸減少蟑螂過敏。
- 減弱蟑螂過敏。

塵蟎過敏原

- 讓我的免疫系統適應塵蟎過敏原。
- 改變我的身體對塵蟎過敏原的反應。
- 讓我對塵蟎過敏原不產生反應。
- 增強我的身體對塵蟎過敏原不產生反應的能力。
- 消除塵蟎過敏原反應。
- 對抗塵蟎過敏原的過敏反應。
- 對抗塵蟎過敏原。

- 降低我的身體對塵蟎過敏原的反應。
- 降低我對塵蟎過敏原的反應程度。
- 讓我對塵蟎不再敏感。
- 緩解塵蟎過敏症狀。
- 和諧我與塵蟎，如此我就不會對其產生反應。
- 我喜歡對塵蟎不過敏。
- 減少我對塵蟎的反應。
- 增強我的身體忽略塵蟎的能力。
- 清除我對塵蟎過敏原的反應。
- 清除我對塵蟎的反應。
- 消除對塵蟎的過敏反應。
- 抵消塵蟎過敏原。
- 強化忽略塵蟎的能力。
- 減少我對塵蟎的過敏反應。
- 延緩塵蟎過敏原。
- 增強我對塵蟎不過敏的能力。
- 逐漸減少塵蟎過敏原。
- 減弱塵蟎過敏原。

黴菌過敏

- 讓我的免疫系統適應黴菌過敏原。
- 改變我的身體對過敏原的反應。
- 讓我對黴菌過敏原不產生反應。
- 增強我的身體對黴菌過敏原不產生反應的能力。
- 消除黴菌過敏原反應。
- 對抗黴菌過敏原的過敏反應。
- 對抗黴菌過敏原。
- 緩解我的身體對黴菌過敏原的反應。
- 緩解我對灰塵黴箘過敏原的反應程度。
- 讓我對黴菌不再過敏。
- 緩解黴菌過敏症狀。
- 和諧我與黴菌，如此我就不會對它們產生反應。
- 我喜歡在有黴菌的環境中但無過敏反應。
- 減少我對黴菌的反應。
- 增強我的身體忽視黴菌的能力。
- 清除我對灰塵黴菌過敏原的反應。
- 清除我對黴菌的反應。

- 消除對黴菌的過敏反應。
- 消除黴菌過敏。
- 強化我忽視黴菌的能力。
- 減少我對黴菌的過敏反應。
- 延緩黴菌過敏原。
- 增強我對黴菌不會過敏的能力。
- 逐漸減少黴菌過敏。
- 減弱黴菌過敏。

寵物過敏

- 讓我的免疫系統適應寵物過敏原。
- 改變我的身體對寵物過敏原的反應。
- 讓我對寵物過敏原不會產生反應。
- 增強我的身體對寵物過敏原不產生反應的能力。
- 消除寵物過敏原反應。
- 對抗寵物過敏原的過敏反應。
- 對抗寵物過敏原。

- 緩解我的身體對寵物過敏原的反應。
- 緩解我對寵物過敏原的反應程度。
- 讓我對寵物過敏原不再過敏。
- 緩解寵物過敏症狀。
- 和諧我與寵物過敏原，如此我就不會對其產生反應。
- 我喜歡在有寵物的環境中但無過敏反應。
- 減少我對寵物過敏原的反應。
- 增強我的身體忽視寵物過敏原的能力。
- 清除我對寵物過敏原的反應。
- 消除對寵物的過敏反應。
- 消除寵物過敏。
- 強化我忽視寵物過敏原的能力。
- 減少我對寵物的過敏反應。
- 延緩寵物過敏。
- 增強我在貓周圍不過敏的能力。
- 逐漸減少寵物過敏。
- 減弱寵物過敏。

4. 敬拜祖先

敬拜祖先是一種靈性上與他們連結的作法，包括對已故祖先表示崇拜和尊重。基於這樣的信念：我們祖先的靈繼續影響我們的生活，並且可以在困難時提供幫助和指導。

與我們的祖先保持連結，使我們能夠與我們的根源保持聯繫，尊重我們的先人，並獲得過去的智慧。

使用靈擺可以促進我們與祖先的溝通。本章提供了使用靈擺來療癒我們的祖先並與我們的祖先溝通的技巧。

透過這樣做，我們可以獲得他們的智慧和指導，同時也幫助我們的血脈達到進化。

敬拜祖先靈擺指令

- 讓我與祖先的聲音保持連結。
- 讓我與祖先的智慧保持連結。
- 一切阻礙我接收祖先智慧的障礙現在都已經消失了。
- 一切阻礙我想到或感覺祖先血脈的創傷，現在可以療癒的障礙都消失了。
- 如果我的祖先被困住或卡住了，請允許他們繼續走向光明。
- 增強我與祖先的聯繫，祖先是我這一生最偉大的盟友。
- 增強我祖先的意識層次。
- 增強我祖先愛的層次。
- 讓我進入祖先的智慧。
- 讓我聆聽祖先的聲音。
- 讓我領略祖先的智慧。
- 提升我祖先血脈愛的層次。
- 消除任何祖先的疾病、詛咒或遺傳問題。

- 反轉任何祖先的疾病、詛咒或遺傳問題。
- 創造一個與我的祖先閃電般鏈接，以便我可以接收他們的智慧。
- 一切祖先的疾病、詛咒或遺傳問題皆消失了。
- 削弱來自祖先的敵人的力量。
- 消除任何想到或感覺的障礙，讓我能夠與我的祖先建立聯繫，他是我這一生最偉大的盟友。
- 用愛為我的祖先血脈注入活力。
- 增強我與祖先的聯繫，他是我這一生最偉大的盟友。
- 激發我的祖先血脈愛的層次。
- 與我的祖先建立聯繫。
- 擴大我祖先的意識層次。
- 將我的祖先從任何咒語或詛咒中解救出來。
- 使我與祖先的智慧和諧一致。
- 讓我與祖先的聲音和諧一致。
- 和諧我和祖先的關係。
- 幫助我找到我這一生最偉大的盟友 —— 祖先。
- 我召喚我的祖先，他是我這一生最偉大的盟友。

- 我召喚祖先的智慧來幫助我解決這個問題。
- 我召喚祖先的智慧，這樣我就可以做（你想做的事）。
- 我召喚祖先的智慧在這個黑暗／充滿挑戰的時代指引我。
- 我體驗到祖先的智慧。
- 我召喚水元素來與我的祖先溝通。
- 阻礙我想要或感覺能聽到祖先的聲音，我知道現在障礙已經消除了。
- 我吸收藍綠色能量以獲得祖先的智慧。
- 我消除了任何阻礙我想要或感覺可以接受祖先智慧的障礙。
- 我消除了任何阻礙我想要或感覺我與祖先關係良好的障礙。
- 我現在解除所有祖先的符咒或詛咒。
- 消除任何阻礙我想要或感覺的障礙，現在任何祖先的疾病、詛咒或遺傳問題都被消除了。
- 我現在消除了任何想要或感覺與我的祖先溝通的障礙。
- 我現在體驗到祖先的智慧。

- 我現在體驗到與祖先溝通的能力。
- 我現在收集祖先的智慧。
- 我現在聽到了祖先的聲音。
- 我現在向我的祖先致敬並給予他們祝福。
- 我現在確定了我這一生最偉大的盟友 —— 祖先。
- 我現在消除了與我的祖先交流的任何障礙。
- 我現在消除了任何阻礙我想要或感覺我的祖先會痊癒的障礙。
- 我現在消除了祖先敵人的力量，並向他們送去愛。
- 我現在得到了祖先的智慧。
- 現在我向我的祖先們致上祝福。
- 我現在見證了我的祖先在被困或卡住時走向光明。
- 我感謝我的祖先賜予生命的禮物。
- 我見證自己發現了這一生最偉大的盟友 —— 祖先。
- 提高我祖先的意識水平。
- 提高我祖先血脈愛的水平。
- 放大療癒力量給予我的祖先。
- 提高我接受祖先智慧的能力到極限。

- 發揮我祖先血脈愛的水平到極限。
- 將我祖先血脈的創傷轉化為愛。
- 消除任何祖先的疾病、詛咒或遺傳問題。
- 消除任何祖先的符咒或詛咒。
- 消除我祖先血的創傷。
- 讓我領略祖先的智慧。
- 強化我與祖先溝通的能力。
- 強化我接收祖先智慧的能力。
- 提高我祖先的意識水平。
- 與我的祖先重新建立聯繫。
- 為我的祖先送上祝福。
- 傳送藍綠色能量聆聽我祖先的聲音。
- 傳送藍綠色能量讓我成功與祖先溝通。
- 傳送藍綠色能量療癒我的祖先。
- 傳送藍綠色能量給我這一生最偉大的盟友 —— 祖先。
- 傳送藍綠色能量給我和祖先的關係。
- 傳送灰色能量到任何阻止我與祖先交流的障礙。
- 傳送灰色能量來消除我祖先敵人的力量。

- 傳送灰色能量給任何祖先的符咒或詛咒。
- 傳送療癒的能量給我的祖先。
- 傳送愛給我此生最偉大的盟友 —— 祖先。
- 傳送愛給我和祖先之間的關係。
- 讓我能敏銳聽到祖先的聲音。
- 增強我聽到祖先聲音的能力。
- 加強與祖先的溝通。
- 現在增強了我與祖先溝通的能力。
- 增強我祖先的意識層次。
- 與我的祖先同步溝通。
- 穿越時空，我現在消除了療癒祖先聲音的任何障礙。
- 將我祖先的靈魂障礙轉化為智慧，讓我和後代子孫們過著更好的生活。
- 將我祖先血脈的創傷轉化為愛。
- 傳遞祝福給我的祖先。
- 傳遞療癒能量給我的祖先。
- 將任何祖先的疾病、詛咒或遺傳問題轉化為有益的能量。

- 將我祖先血脈的創傷轉化為愛。
- 消除我祖先血脈的創傷。
- 將我與祖先的智慧結合。
- 擊敗我祖先敵人的力量。

5. 焦慮症

焦慮是一種常見的心理健康疾病，影響著全世界數百萬人。它的特徵是擔心、恐懼和不安的感覺。焦慮症患者可能會出現身體症狀，如心跳加速、呼吸急促和顫抖。他們也可能難以集中注意力和睡眠。

通常，頂輪和海底輪的功能障礙會導致焦慮，因此治療這些脈輪對於治療焦慮至關重要。

也有可能從其他人或環境中，接收到可能引發焦慮的「星光體」或非物質「能量形式」。

生活在焦慮之中可能具有挑戰性。如果你或你認識的人正在與焦慮作抗爭，請務必尋求心理健康專業人士的幫助，並考慮進行能量治療和接地氣。本章提供了靈擺指令來幫助治癒和緩解焦慮。

- 讓我遠離焦慮。
- 讓焦慮能量離開我的身體。
- 讓我身體系統中增強平靜的能量。
- 增強我接地氣的能力。
- 消除焦慮。
- 消除焦慮感並以平靜取代。
- 輕鬆對抗焦慮。
- 用平靜來平衡焦慮。
- 減輕我的焦慮。
- 減輕對未來的擔憂。
- 減少我身體系統的緊張。
- 減少我的焦慮程度。
- 縮小我頂輪的大小。
- 減少焦慮。
- 減少我正在經歷的焦慮。

- 消除焦慮的「黴菌」或「能量印記」。
- 緩解我正在經歷的這種焦慮。
- 體驗此時此刻的平靜。
- 連接海底輪或地球星輪到地球（緩解狂躁、失眠、焦慮、過動症等）。
- 讓我能接地。
- 使我和諧輕鬆的生活。
- 我接受生活中的不確定性。
- 我體驗當下，消除對未來的擔憂。
- 我吸引一種輕鬆的狀態。
- 我消除了任何阻礙我想要或感覺的障礙，我現在很平靜。
- 我現在享受著安逸的生活。
- 我現在解決了任何阻礙我想要或感覺自己可以沒有焦慮地生活的障礙。
- 我放鬆。
- 我見證這一刻我的需求得到了滿足。
- 增加我的海底輪的強度。

- 清除來自他人的任何焦慮能量。
- 清除任何引起我焦慮的星體能量。
- 清除焦慮的能量。
- 我輕鬆消除了焦慮。
- 將我的壓力／焦慮減少到最低的水平。
- 我吸引平靜的能量。
- 減少我對未來的擔憂。
- 現在很放鬆。
- 延緩我的焦慮。
- 從焦慮中復原。
- 傳送藍綠色能量，讓人感覺平靜。
- 傳送灰色能量給我正在經歷的焦慮。
- 用平靜的能量氣泡圍繞我，注入我的能量系統。
- 合成平靜的能量。
- 將焦慮轉化為平靜的能量。
- 將焦慮轉化為滿足能量。
- 相信未來。
- 克服我焦慮的根源。

- 克服我正在經歷的焦慮。
- 讓焦慮的能量從我的身體系統蒸發並送出去。
- 減弱焦慮，增強滿足感。
- 破壞並消除我從他人接收到的任何焦慮。

6. 背痛

背痛已成為全世界最常見和持續性的健康問題之一，它給患有背痛的人帶來巨大的痛苦，並導致無數小時的生產力損失。

雖然最初被認為一種激進的想法，但醫學界漸漸意識到背痛往往存在心理因素。大部分背痛是由壓力、焦慮和其他因素引起的，而不是背部的身體傷害。

根據我自己治療腰痛的經驗，我透過尋找替代療法來緩解疼痛，這些方法教我如何放鬆背部肌肉。這是消除疼痛的關鍵。然而，許多人仍然選擇傳統的手術途徑和止痛藥物。

無論你選擇哪種治療途徑，重要的是要了解靈擺指令可能只會在提高背痛治療效果方面發揮輔助作用。

有些人分享說，僅通過靈擺指令就可以緩解壓力。然而，將你熟悉的治療方法與靈擺指令相結合，多管齊下的方法是治癒背痛的最有可能途徑。

針灸

- 放大針灸的有益效果，以緩解我的背痛。
- 和諧經絡系統的能量流動，緩解背部疼痛。
- 我見證了針灸針刺入精確的位置解決了我的背痛。
- 我見證了這次針灸治療緩解了我的背痛。
- 放大針灸針的有益刺激。
- 我的針灸師解決了背痛問題的任何障礙。
- 傳送藍綠色能量到針灸經絡，緩解我的背痛。
- 傳送愛給我的針灸師。

水療法

- 水療法增強了我的靈活性和核心力量。
- 讓我的身體與水和諧相處。
- 和諧我和水療師的關係。
- 我見證了水療緩解我的背痛。
- 我見證了我的水療師教導我最完美的方法療癒我的背痛。
- 放大水療的益處，幫助治癒我的背痛。

背部支撐帶

- 我見證了這個背部支撐帶緩解了我的下背部疼痛。
- 和諧背部支撐帶與我的身體。
- 讓背部支撐帶的益處極大化。

脊椎矯正療法

- 脊椎矯正後，肌肉放鬆讓我的身體處於和諧的狀態。

- 脊椎矯正的益處極大化。
- 我的整脊師找到並緩解所有引起背痛的肌肉。
- 消除造成的任何創傷。
- 消除我的關節、肌肉、肌腱和韌帶因脊椎矯正所造成的任何創傷。
- 提升整脊師的意識到最高水平。
- 脊椎矯正後，傳送灰色能量到我的身體讓肌肉不再被拉動移位。
- 傳送紅色能量來緩解任何使我的脊椎失去平衡的肌肉。
- 傳送紅色能量到我的關節、肌肉、肌腱和韌帶，以治癒它們並緩解背痛。
- 在我的最高福祉下，與我的整脊師進行的這次治療減輕了我的背痛。

拔罐

- 增強拔罐對減輕背痛的正面作用。
- 和諧我與做拔火罐的人。

- 和諧拔罐與我的身體。
- 我見證了拔罐有助於緩解我的背痛。
- 拔罐可以改善血液流動並減輕我的疼痛。

神經電療法

- 提高電神經刺激緩解背痛的效果。
- 我消除了電神經刺激的障礙，緩解我的背痛。
- 我見證了電神經刺激治癒了我的背痛。
- 發揮電神經刺激的益處極大化。
- 強化電神經刺激的有益效果。

電腦儀器檢測

- 電腦斷層掃描可以完整地檢測導致我背痛的問題。
- 我見證了個人化疼痛圖（PPM）為我帶來最高效益。
- 清除電腦斷層掃描的任何有害後遺症。
- 清除核磁共振的任何有害後遺症。

- 清除X光的任何有害後遺症。
- 個人化疼痛圖（PPM）將定位我背痛的根源。
- 核磁共振可以完整地檢測出導致我背痛的問題。
- X光檢查可以完整地檢測出導致我背痛的問題。

椎間盤突出

- 我見證了突出的椎間盤完全癒合。
- 我見證了自己椎間盤突出但並無任何疼痛。
- 消除因椎間盤突出造成的任何創傷。
- 傳送藍綠色能量至突出的椎間盤。
- 傳送治癒能量到我的椎間盤。
- 傳送紅色能量治癒椎間盤突出。
- 增強我的椎間盤無痛運作的能力。
- 消除任何阻礙我的椎間盤癒合的障礙。
- 使我的椎間盤突出與我的身體和諧一致。

熱敷和冷敷

- 我見證了熱敷墊緩解肌肉疼痛。
- 提高熱敷墊緩解背痛的功效。
- 使用熱敷墊的有益效果極大化。
- 讓我的背部對熱敷的治療特性敏銳。
- 我見證了冰敷袋減輕了背部的水腫、發炎和麻木疼痛。
- 我見證了冰敷袋緩解肌肉疼痛。
- 提高冰敷袋緩解背痛的效果。
- 提高使用冰敷袋的有益效果極大化。
- 讓我的背部對冰敷的治癒特性敏銳。

針劑注射

- 提升篩選注射神經根部的能力，讓我的背痛消失。
- 使硬脊膜外類固醇注射與我的身體和諧一致。
- 使篩選的神經根注射與我的身體和諧一致。
- 我見證了硬脊膜外類固醇注射減輕了我的背痛。
- 我見證了篩選的神經根注射緩解了我的背痛。

- 我見證了這種脊髓注射減輕了我的背痛。
- 發揮硬脊膜外類固醇注射的有益作用極大化。
- 提高硬脊膜外類固醇注射的有效性極大化，減少神經和脊髓的水腫和刺激。
- 提高硬脊膜外類固醇注射緩解背痛的能力。
- 清除硬脊膜外類固醇注射的任何有害後遺症。
- 傳送藍綠色能量到硬脊膜外類固醇注射，可以減少神經和脊髓的水腫和刺激。
- 硬脊膜外類固醇注射可減輕神經和脊髓的水腫和刺激。

按摩療法

- 按摩後使我的身體與肌肉的放鬆狀態和諧一致。
- 我見證了按摩放鬆我的背部肌肉以減輕疼痛。
- 放大按摩的有益效果。
- 消除按摩造成的任何創傷。
- 提升我的按摩治療師的意識到最高水平。
- 傳送藍綠色能量進行按摩，得以釋放引起疼痛的觸發點。

- 傳送灰色能量到我的身體，將肌肉再伸展出來。
- 傳送紅色能量以緩解任何發炎的觸發點。
- 按摩治療師找到並緩解所有引起背痛的肌肉。
- 這次按摩對我的最大好處是緩解我的背痛。

機械性問題

- 減輕脊椎和椎間盤上的壓力。
- 我記得睡覺時在兩腿之間放一個小枕頭，以減少背部的壓力。
- 我見證了自己用雙腿舉起重物。
- 我見證了骨刺隨著時間的推移而溶解。
- 我見證了椎間盤的癒合。
- 我見證了脊椎韌帶厚度減少了。
- 我見證了我脊椎軟骨恢復了。
- 清除我脊椎上的任何骨刺。
- 清除椎間盤的創傷。
- 減輕脊椎和椎間盤的壓力。

- 傳送灰色能量到任何正在生長的骨刺。
- 讓小關節得到癒合。
- 治癒我背部的韌帶。
- 傳送紅色能量治癒椎間盤。
- 傳送紅色能量來恢復我脊椎中的軟骨。
- 傳送紅色能量來減薄我脊椎增厚的韌帶。

整骨療法

- 和諧我和整骨醫師的關係。
- 我見證了整骨醫師治癒了我的背部。
- 整骨療法減輕了我的背痛。

止痛藥療法

- 增強（阿斯匹靈、布洛芬和乙醯胺酚）的止痛功效。
- 增強（阿斯匹靈、布洛芬和乙醯胺酚）緩解背痛的功效。

- 我見證了（阿斯匹靈、布洛芬和乙醯胺酚）緩解我的背痛。
- 清除（阿斯匹靈、布洛芬和乙醯胺酚）的有害後遺症。

物理治療

- 和諧我與物理治療師的關係。
- 透過物理治療我現在體驗到背部疼痛已緩解。
- 我見證了物理治療師找到解決我背痛的方法。
- 我見證了物理治療過程中我的姿勢得到改善。
- 我見證了物理治療治癒了我的背痛。
- 我見證了物理治療減輕了我的背痛。
- 我見證了物理治療增強了我的核心。
- 我見證了物理治療為我的最高利益發揮作用。
- 提升我伸展背部肌肉的能力。
- 增加背部的靈活性。
- 吸引最好的物理治療師為我做療程。
- 提高我的物理治療師意識到最高水平。

- 傳送藍綠色能量改善我的姿勢。
- 傳送藍綠色能量到物理治療減輕我的背痛。
- 傳送藍綠色能量強化我的核心。
- 傳送愛給我的物理治療師。
- 傳送藍綠色能量在我物理治療期間改善姿勢。

肌肉放鬆

- 當我有壓力時，增強我放鬆背部的能力。
- 消除我在承受壓力時背部肌肉收緊的傾向。
- 消除任何導致背痛的壓力。
- 我現在感覺背部放鬆了。
- 我學習如何坐下來放鬆背部肌肉。
- 我現在學習如何與我的背部交流，使其放鬆。
- 我見證了自己坐在椅子上放鬆背部肌肉。
- 清除任何引起背痛的緊張。
- 現在向我的背部傳送放鬆的能量。
- 傳送藍綠色能量放鬆我的背部。

- 傳送灰色能量給任何導致我背痛的壓力。
- 傳送灰色能量到任何導致我背部肌肉緊張的事物。
- 傳送紅色能量放鬆我的背部肌肉。
- 減少導致我背痛的壓力。

坐骨神經痛

- 現在減輕坐骨神經疼痛。
- 現在對我的坐骨神經通電以緩解疼痛。
- 我現在明白該知道什麼以及我需要做的事，才能緩解坐骨神經疼痛。
- 我現在放鬆臀部以緩解坐骨神經疼痛。
- 我見證自己沒有坐骨神經疼痛。
- 我見證自己找到了坐骨神經疼痛的長期解決方案。
- 清除任何坐骨神經疼痛。
- 清除任何引發坐骨神經疼痛的想法或情緒。
- 傳送紫羅蘭色能量來治癒坐骨神經疼痛。

手術椎間盤置換術

- 使人工椎間盤置換術與我的身體和諧一致。
- 我見證自己在手術後沒有疼痛。
- 我見證了人工椎間盤置換術完全地治癒了我的背痛。
- 提升我的人工椎間盤置換手術外科醫生的意識到最高水平。
- 傳送藍綠色能量到人工椎間盤置換並快速癒合。

手術椎板切除術

- 我見證了自己從脊椎手術中迅速康復。
- 我見證了椎板切除術減輕了我的背痛。
- 吸引最好的脊椎外科醫生。
- 消除脊椎手術造成的創傷。
- 提高進行椎板切除術的外科醫生的意識到最高水平。
- 傳送藍綠色能量可以從手術中快速癒合。
- 脊椎手術緩解了我的背痛。

顯微椎間盤切除術

- 我見證了手術非常成功，我的背痛也痊癒了。
- 所有顯微椎間盤切除術的最大好處是減輕脊椎神經根壓力，使我的背部不再疼痛。
- 我見證了外科醫生成功去除了神經根上方的骨頭和神經根下方的椎間盤物質，緩解了我的背痛。
- 我見證了外科醫生成功去除了導致我背痛的壓力物質。
- 我見證了顯微椎間盤切除術修復了我突出的椎間盤。
- 傳送藍綠色能量給外科醫生，成功去除神經根上方的骨頭和位於神經根下方的椎間盤物質，緩解了我的背痛。
- 傳送藍綠色能量給外科醫生，成功去除導致我背痛的壓力物質。

椎間盤融合術

- 使脊椎融合與我的身體和諧一致。
- 脊椎融合手術後我會很快完全康復。
- 我見證了脊椎融合術完全地治癒了我的背痛。

- 清除任何對脊椎融合的阻礙，完全地緩解我的背痛。
- 清除脊椎融合術後任何有害的後遺症。
- 提高進行脊椎融合手術外科醫生的意識到最高水平。
- 傳送藍綠色能量給脊椎融合術並取得巨大成功。
- 傳送藍綠色能量使脊椎融合手術快速癒合。

7. 分娩創傷

創傷性分娩有時可能會困擾你一輩子。過去在我生活中如有變遷時，我總是感到猶豫和焦慮。當我母親告訴我出生時是難產，我突然就明白這一切了，之後我透過靈擺療法才得以緩解。

即使在最好的情況下，分娩也可能會造成創傷。從子宮到外在世界的轉變無疑是不和諧的。因此，即使你不確定自己是否經歷過分娩創傷，也值得花時間和精力透過靈擺指令來解決這個問題。

如果你有新生兒，現在就可以開始使用這些靈擺指令來幫助他們輕鬆過渡進入新生活。

治療與分娩相關的問題永遠不會太晚，無論你的年齡多大，你都可以在生命中的任何時刻使用以下靈擺指令。

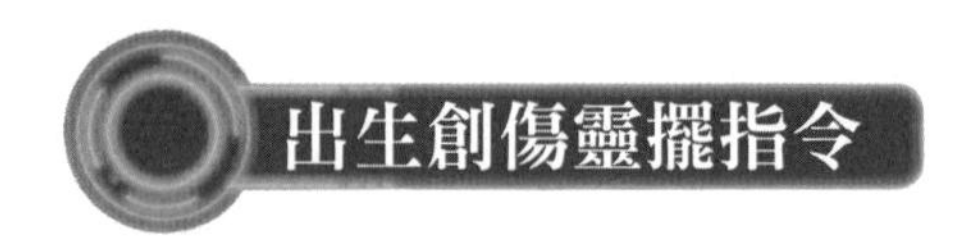

你出生時刻的指令

在執行靈擺指令之前，請拿起你的靈擺並說出以下內容：

- 「現在帶我回到我出生的時刻……」

讓你的靈擺旋轉。一旦停止，再執行以下指令。

出生靈擺指令

- 增強我的信心。
- 消除所有恐懼。
- 減輕我分娩時的緊張。
- 輕鬆從子宮到出生的過程。
- 讓我和母親出生後和諧相處。

- 讓我與我的雙胞胎的誕生和諧一致。
- 讓我與外界和諧相處。
- 讓我與出生過程和諧一致。
- 讓我的出生與母親和諧一致。
- 和諧我從子宮裡出來的過程。
- 和諧從母親的身體到外在世界的過程。
- 我無所畏懼。
- 在這個轉變過程中，我現在無所畏懼。
- 我擁抱未知。
- 我很容易就離開了子宮。
- 我召喚中午十二點的力量來幫助我出生。
- 我祈求夏至的力量來幫助我的出生。
- 我現在消除了任何讓我感到恐懼的障礙。
- 我現在消除了所有阻礙我輕鬆、無壓力出生的障礙。
- 我現在感到被支持。
- 我見證了自己輕鬆出生。
- 我見證自己處於正確的出生位置。
- 增加我的平靜感。

- 提高黃色能量和綠色能量（光）的水平以幫助我的出生。
- 我極度享受這種轉變。
- 我的出生是輕鬆無痛的。
- 消除任何頭部創傷。
- 清除任何器官損傷。
- 消除出生時的任何衝擊。
- 消除出生時的任何創傷。
- 清除我母親服用的止痛藥所造成的任何創傷。
- 消除用於幫助我出生的工具所造成的任何創傷。
- 消除我DNA中傳承的任何創傷。
- 消除害怕的感覺。
- 清除任何加速或減慢出生速度的藥物造成的創傷。
- 消除我出生時的創傷。
- 清除我神經系統的創傷。
- 清除我骨骼系統的創傷。
- 提高所有參與我出生的醫生和護士的意識到最高水平。
- 減少我的恐懼感。

- 傳送藍綠色能量幫助順利生產。
- 傳送藍綠色能量到我的器官。
- 傳送灰色能量給我出生時的任何併發症。
- 傳送灰色能量給母親分娩時造成的任何創傷。
- 傳送灰色能量給必須待在子宮的我。
- 傳送灰色能量給任何恐懼。
- 傳送綠色能量治癒我的骨骼系統。
- 傳送愛給所有參加我出生的醫生和護士。
- 傳送愛給我的母親。
- 傳送愛給幫助我母親的助產士。
- 傳送橙色能量給我的器官。
- 傳送紅色能量到我的器官。
- 傳送紫色能量到任何受損的神經並治癒它們。

如果你是生孩子的母親，你的靈擺指令

在執行這些靈擺指令之前，拿起你的靈擺並說出以下內容：

- 「帶我回到孩子出生的時刻。」

讓你的靈擺旋轉。一旦停止，再執行指令。

你的目標是見證一些本來應該發生卻沒有發生的事情，或是一個新的事實。

分娩指令

- 讓我感受到被賦予力量的感覺。
- 讓我適應分娩的過程。
- 增強我輕鬆生下這個孩子的能力。
- 增強我被支持的感覺。
- 消除透過我的DNA傳遞的任何創傷。
- 消除情緒困擾。
- 消除無助的感覺。
- 消除無助感。
- 減少疼痛的體驗。
- 減少壓力體驗。

- 一切盡在我的掌控中。
- 我已經準備好應付困難的感覺。
- 我不感到內疚。
- 我感覺受到尊重。
- 我得到了我所希望的分娩經驗。
- 我祈求滿月的力量來幫助我的分娩。
- 我臣服於這種經驗。
- 我見證了我的孩子輕鬆而順利出生。
- 我見證自己被支持。
- 我見證了自己得到了醫院工作人員超好的護理和支持。
- 我見證自己得到了大量疼痛的緩解。
- 極大化硬脊膜外麻醉的益處。
- 清除無助感。
- 清除分娩的創傷。
- 消除產傷造成的創傷。
- 消除緊急剖腹產造成的創傷。
- 消除使用鑷子或其他醫療設備所造成的創傷。
- 清除陰道撕裂造成的創傷。

- 消除我會死的恐懼。
- 排除過量的止痛藥。
- 排除分娩困難的感覺。
- 減少分娩經歷的創傷。
- 傳送藍綠色能量給我。
- 傳送灰色能量給你害怕的感覺。
- 傳送灰色能量給產後創傷壓力症候群。
- 傳送黃色能量和綠色能量（光），讓我的分娩順利。
- 消除不受支持的感覺。
- 削弱對分娩的任何抵抗力。

8. 生病或臨終照顧者

照顧生病或臨終的人是極具挑戰性的事，你需要有同情心、耐心和只有少數人具備的奉獻精神。因為生病或臨終的人有很多需求，如果不小心，你可能會感到精疲力盡。所以認知事實和適時表達感受並接受自己有限的能力是非常重要。

尋求同事、朋友或專業人士的支持，有助於應對這個角色中出現的情緒挑戰。要做一些自我保健活動，例如從事運動、冥想或嗜好，如此可以幫助自己維持健康並防止倦怠。本章節提供靈擺指令，可以在照顧過程中為你提供支援。

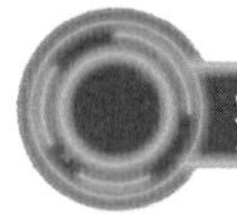

病人或臨終照顧者靈擺指令

- 增強我的耐心能力。
- 讓我適應____的需求。
- 消除任何將____對待我的方式視為針對我個人。
- 緩和緊張狀況。
- 降低當下的恐懼能量。
- 降低我的煩躁程度到最高水平。
- 讓我無視於對____的侮辱。
- 讓____與（醫生、護士等）和諧一致。
- 讓我與和諧相處。
- 讓我與____的步調和需求和諧一致。
- 我接受____目前的健康狀況。
- 我允許自己和恐懼、悲傷和不確定共處。
- 我體驗了度過這一切所需的力量和耐心。
- 我現在體驗到平靜。
- 我獲得了照顧____的能力。

- 我允許自己為自己騰出一些時間。
- 我現在創造自我照顧的機會。
- 我現在消除了任何阻礙我想要或感覺自己盡力而為的障礙。
- 我現在消除了任何阻礙我想要或感覺我可以照顧____的障礙。
- 我現在消除了任何阻礙我想要或感覺可以招募人員來幫助的障礙。
- 我現在消除了任何阻礙我想要或感覺可以休息一下的障礙。
- 我現在招募其他人來幫助我。
- 我現在不再因為做得不夠而感到內疚。
- 我現在認知到照顧者的疲憊，我允許自己進行自我照顧。
- 當這個人需要的時候，我向他們敞開心扉。
- 我見證了（醫生、護士等）現在正在處理（任何需要做的事）。
- 我見證了自己有耐心如此做。

- 我見證了這一切都是為了所有人的最高利益。
- 放大我對他人的痛苦和恐懼表示同情的能力。
- 提升我的耐心到最高的水平。
- 放大我愛和寬恕的能力。
- 放大愛、關係和快樂的時刻。
- 提升我照顧____的能力。
- 當我面臨不可能的要求時，讓我的耐心達到最高水平。
- 傳送灰色能量到任何阻礙（醫生、護士等）現在提供____所需要的處理。
- 讓我在過勞症狀初期就發現到問題，以便我能夠進行自我照顧。
- 增強我應對厭倦和身體不適的能力。
- 轉化厭倦為平靜。
- 轉化這次照顧經驗中所受的痛苦，使我明白我做的是件大好事。

9. 脈輪

脈輪是人類生物場（註1）的一部分，據說它透過與地球和神聖領域的「能量」連結提供重要的生命力能量。

隨著時間，慢慢地每一個脈輪都與彩虹的顏色相關聯。事實證明，會如此分配並不是隨意的，顏色的選擇和順序與電磁能量或光與太陽的日常週期、人類生命週期和器官系統的相關性相吻合。

這是因為能量療癒師採用的配色方案，最初是由艾薩克・牛頓在一七〇〇年代設計的。他的顏色命名系統來自祕傳的煉金術原理，同時也把光與生命連結起來。因此，每個脈輪都與特定的顏色相關聯，是有深刻形而上學的

註1：生物場：身體周圍的「能量場」或光環，既影響又反映健康和保健狀態。見本書開頭之圖1及圖2。

理由（註2）。

漸漸地，人們發現使用艾薩克・牛頓的顏色系統，傳送至特定的脈輪可以刺激脈輪達到治療的效果。鑑於此一事實，其他非牛頓顏色脈輪系統就不受歡迎，在此我用的方法取代了牛頓的顏色系統（註3）。

在你繼續閱讀之前，很重要的一點需要注意，我把在此所介紹有關脈輪顏色與過去以及現在相關的脈輪顏色做對比時，發現其他作者無意中使用了艾薩克・牛頓過時的脈輪顏色名稱。他們所謂的藍色與藍綠色相符，而靛藍也與藍色相符。

註2：哲學的一個分支，涉及現實的基本性質──「形而上學」。Merriam-Webster.com字典，Merriam-Webster，https://www.merriamwebster.com/dictionary/metaphysics。

註3：牛頓的顏色系統得到了絕大多數能量療癒師的認可。

以下是正確的脈輪列表，以及用現代語言書寫的顏色或光對應關係。

脈輪的顏色對應

海底輪	紅色
臍輪	橙色
太陽神經叢	黃色
心輪	綠色
喉輪	藍綠色（牛頓—藍色）
第三眼	藍色（牛頓—靛藍色）
頂輪	紫色

（參見本書開頭之圖1～圖4）

注釋：

脈輪包含了從地球之星／海底輪到頂輪。因為你幾乎都會先從較低的脈輪開始激發療癒。

次要的脈輪例如手脈輪不被涵蓋是因為，對主要脈輪的作用會導致次要脈輪自我修正。

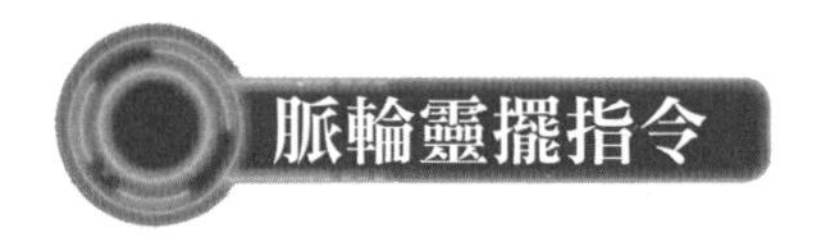

一般指令

- 增強脈輪。
- 連結脈輪。
- 激發脈輪能量。
- 和諧脈輪的能量流。
- 和諧脈輪。
- 我見證了脈輪已療癒了。
- 清除脈輪之間的阻塞。
- 清除脈輪中的障礙。
- 整合脈輪系統。

地球之星脈輪

地球之星脈輪是轉世之門。在生活中，這個脈輪幫助你接地，讓你的能量體錨定在地球上。

為了使一個人更鞏固接地，以便改善他們的身心健康，只要專注於使用靈擺指令來加強地球之星脈輪。

根據阿布拉克薩斯（Abraxas, 2022），光等同於生命。因此，只有在肉身的脈輪才有與之對應的顏色。因此沒有顏色對應於地球之星脈輪。然而，你可以透過靈擺指令傳送紅外線的能量來刺激這個脈輪。

地球之星脈輪靈擺指令

- 清除地球之星脈輪中的所有阻塞。
- 激發地球之星脈輪的能量。
- 和諧地球之星和脈輪系統之間的能量流動。
- 我現在將土元素傳送到地球之星脈輪。
- 我見證了能量從地球之星脈輪到更高脈輪的流動。
- 將地球之星脈輪變大。
- 將紅外線注入地球之星脈輪。
- 放大地球之星脈輪的能量。
- 大幅強化地球之星脈輪的力量。

- 用紅外線給地球之星脈輪強力供電。
- 重新建立地球之星脈輪與地球的連結。
- 向地球之星脈輪傳送閃爍的白光／灰色能量光（註：透過輕微的壓力來強化它）。

海底輪

海底輪與紅色能量相關，這種波長的光在醫學上是已知的，可以刺激細胞再生、傷口癒合以及增加肌肉力量；然而好轉是基於肌肉組織中的細胞而定。

紅色能量也對應於有性生殖過程中受孕時新細胞的形成（參見阿布拉克薩斯，2022）。

由於紅色能量具有許多細胞相關性，這代表海底輪的主要功能是維持細胞健康、活力，並促進細胞的癒合和新細胞的再生。

因此，用靈擺指令刺激海底輪對於促進身體的癒合非常有用。

也請注意，海底輪靈擺指令也有益於以下器官：

- 肛門
- 膀胱
- 臀部
- 下背部
- 肌肉系統
- 攝護腺
- 直腸
- 性器官

海底輪靈擺指令

- 放大海底輪中的紅色能量（光）。
- 平衡海底輪。
- 增強海底輪。
- 活化海底輪。
- 我現在將紅色能量（光）傳送到海底輪。

- 我見證了海底輪已被療癒了。
- 增加海底輪中的紅色能量（光）。
- 將海底輪變大。
- 吸引紅色能量至海底輪，以改善細胞健康。
- 吸引紅色能量至海底輪，提升活力。
- 吸引紅色能量至海底輪刺激受孕。
- 吸引紅色能量至海底輪增加肌肉力量。
- 吸引紅色能量至海底輪刺激細胞再生。
- 吸引紅色能量至海底輪刺激傷口癒合。
- 增大海底輪。
- 增大海底輪改善健康和活力。
- 清除海底輪中的阻塞。
- 使海底輪的紅色能量在最佳狀態下流動，以改善細胞健康。
- 使海底輪的紅色能量在最佳狀態下流動以提高活力。
- 使海底輪的紅色能量在最佳狀態下流動以刺激受孕。
- 使海底輪的紅色能量在最佳狀態下流動以增強肌肉力量。

- 使海底輪的紅色能量在最佳狀態下流動以刺激細胞再生。
- 使海底輪的紅色能量在最佳狀態下流動以刺激傷口癒合。
- 傳送紅色能量至海底輪以刺激受孕。
- 傳送紅色能量至海底輪改善細胞健康。
- 傳送紅色能量至海底輪提高活力。
- 傳送紅色能量至海底輪增加肌肉力量。
- 傳送紅色能量至海底輪刺激細胞再生。
- 傳送紅色能量至海底輪刺激傷口癒合。
- 強化海底輪，讓人牢牢接地。

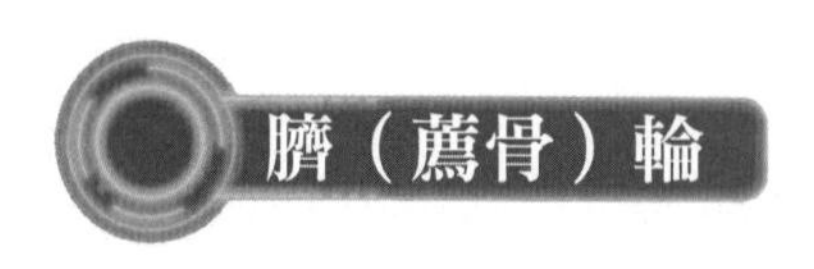

臍輪與道家所指的丹田或能量中心區域非常近似，這個脈輪功能主要是產生身體所需要的能量。

當一個人需要提升能量時，使用靈擺指令來刺激臍輪。

臍輪靈擺指令也有益於以下器官：

- 闌尾
- 大小腸

臍輪靈擺指令

- 擴大臍輪中的橙色能量（光）。
- 平衡臍輪。
- 增強臍輪。
- 增強臍輪，我就能完成工作。
- 活化臍輪。
- 我現在體驗到最佳的臍輪能量。
- 我現在提供能量給臍輪，以便在白天燃燒更多的卡路里。
- 我現在傳送橙色能量（光）到臍輪。
- 我見證了臍輪被治癒了。

- 增加臍輪中的橙色能量（光）。
- 增加光的能量流入臍輪，以增強我的能量。
- 清除臍輪中的阻塞。
- 加強臍輪提高我的能量水平。

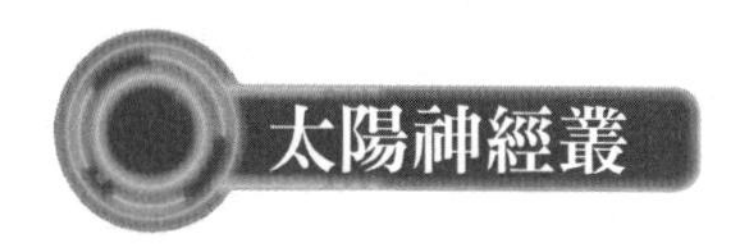

太陽神經叢

太陽神經叢的位置，似乎是第一個不僅提供能量，還支持一種原始智慧的脈輪，這在西方世界被稱為「直覺」或「本能感覺」。這是一種高度警覺外在危險，以及高度直覺的內在智慧形式。

也請注意，太陽神經叢靈擺指令也有益於以下器官：

- 腎上腺
- 橫膈膜
- 膽囊
- 腎臟

- 肝
- 胰臟
- 胃

太陽神經叢靈擺指令

- 刺激太陽神經叢以提高直覺。
- 擴大太陽神經叢的黃色能量。
- 平衡太陽神經叢。
- 增強太陽神經叢。
- 激發太陽神經叢的能量。
- 我現在傳送黃色能量到太陽神經叢。
- 我見證了能量流入太陽神經叢，我可以更容易消化食物。
- 我見證了能量流入太陽神經叢，因此我的胃痛消失了。
- 我見證了能量流入太陽神經叢，因此緩解了消化不良。
- 我見證了太陽神經叢被療癒了。
- 使太陽神經叢的黃色能量在最佳狀態下流動，以改善我的消化。

- 使太陽神經叢的黃色能量在最佳狀態下流動，改善我的直覺。
- 使太陽神經叢的黃色能量在最佳狀態下流動，提高我傾聽直覺的能力。
- 增加太陽神經叢中的黃色能量（光）。
- 增加太陽神經叢中的黃色能量（光）提高我的直覺。
- 清除太陽神經叢中的阻塞。

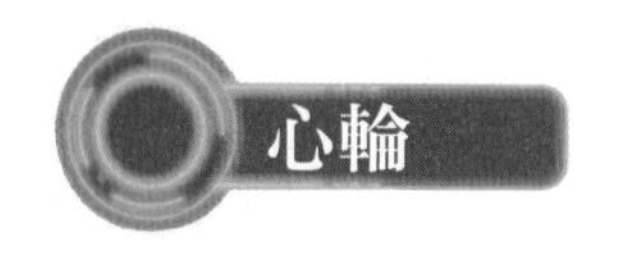

心輪

心輪與綠色相關，這也是人類嬰兒的顏色（參見阿布拉克薩斯，2022）。嬰兒有強烈的情感，但只有非常原始的表達方式。因此，心輪似乎主要涉及大部分未受高階思維調控的情感，即原始情感。

用靈擺指令刺激心輪，增加感受、感知和健康處理情緒的能力。

心輪與綠色有關，綠色也與人類嬰兒相關的顏色相同（參見阿布拉克薩斯，2022）。嬰兒有強烈的情感，但只是一種非常原始的表達方式。因此，心輪似乎主要涉及的是大部分未受高層次思維調控的情感，即原始情感。

用靈擺指令刺激心輪，增加感受、感知和用健康方法處理情緒的能力。

請注意，心輪靈擺指令也有益於以下器官：

- 心
- 肺

心輪靈擺指令

- 擴大心輪的綠色能量（光）。
- 平衡心輪。
- 增強心輪。
- 用心輪的力量來對抗憤怒和恐懼。
- 降低心輪的緊張。

- 活化心輪。
- 擴展心輪吸收能量的能力。
- 用綠色能量光灌溉我的心輪。
- 綠色能量光完全地流入我的心輪。
- 我現在將綠色能量光送到心輪。
- 我見證了心輪的療癒。
- 增加心輪中的綠色能量光。
- 現在讓我的心輪帶著磁力，使我可以更有愛心。
- 心輪現在合成綠色能量（光）以達到最佳功能。

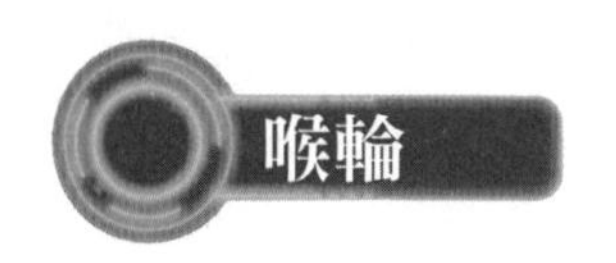

喉輪

藍綠色能量對於喉輪來說是一種有趣的顏色，因為它正確地表明喉嚨是一個混合器官，它可以協調和執行情感（心－綠色）和高層次思維（第三隻眼－藍色）再用聲音表達出來。

用靈擺指令刺激喉輪，可提高溝通能力。

也請注意，喉輪靈擺指令也有益於以下器官：

- 喉嚨
- 喉部

喉輪靈擺指令

- 擴大喉輪中藍綠色光。
- 協調我的喉輪，以便我可以清楚地說出我的想法和感受。
- 平衡喉輪。
- 增強喉輪。
- 啟動喉輪。
- 活化我的喉輪，以取得在公開演講中的成功。
- 我現在傳送藍綠色能量光到喉輪。
- 我見證了喉輪已被療癒了。
- 增加喉輪的藍綠色光。
- 清除喉輪中的阻塞。

- 讓我的喉輪能量在最佳狀態，使其他人聽到我的聲音。
- 讓我的喉輪合成藍綠色能量。

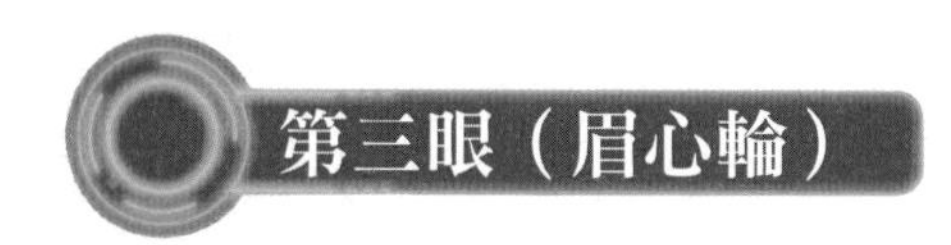

第三眼（眉心輪）

第三眼是藍色的。這解釋了在靈性背景下廣泛使用藍色的原因，例如印度教神祇的藍色皮膚、藍色的佛陀、瑪雅祭祀時獻祭犧牲的人被塗成藍色等等，因為第三眼是你看到靈性真理的方式。

使用靈擺指令刺激第三眼，可提升靈性智慧、洞察力並幫助人們變得更加成熟。

也請注意，第三眼靈擺指令有益於以下器官：

- 耳朵
- 眼睛
- 鼻子
- 大腦

第三眼靈擺指令

- 擴大第三隻眼的藍光。
- 平衡第三眼。
- 增強第三眼。
- 增強第三眼以幫助我看見靈性真理。
- 活化第三眼。
- 將藍色能量流入我的第三眼，讓我通過測試。
- 我現在傳送藍色能量光到第三眼。
- 我透過增強脈輪見證了我的第三眼已覺醒。
- 我見證了第三眼已療癒。
- 增加第三眼的藍色能量光。
- 限制我第三眼阻塞的範圍。
- 吸引藍色能量光到我的第三眼，讓我獲得靈性智慧。
- 清除第三眼中的阻塞。
- 活化我第三眼以獲得清晰的視野和理解。

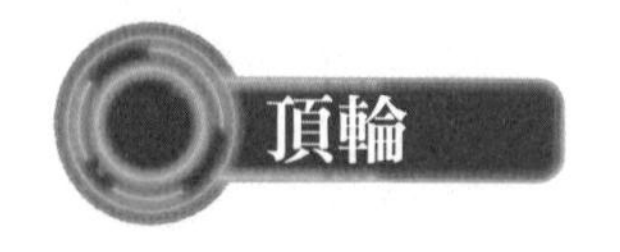

頂輪

頂輪是離世（脫離肉身）的門戶。

紫色位於我們視覺感知邊緣，而頂輪是物質世界和精神世界之間的連結，因為它位於它們之間的邊緣。

對於一個無法逆轉的垂死之人，即將脫離肉體，使用靈擺指令來刺激頂輪可以有助於平靜過渡。

在生活中，對原本健康的人刺激頂輪過度會導致各種「心理健康」問題，包括失眠、注意力不足過動症、自閉症、躁狂症、昆達里尼症候群、靈性提升綜合症等等。為了緩解症狀，可以使用靈擺指令來減小頂輪的尺寸和活動。但效果相對短暫，需要定期（例如每天）重複，特別是與傳統治療方法相結合時，漸漸地可能帶來戲劇性的改善。

另請注意，頂輪靈擺指令有益於以下器官：

- 大腦

頂輪靈擺指令

- 擴大頂輪中的紫色能量光。
- 將我的頂輪調整到神聖，以最大化我的祈禱。
- 將我的頂輪與神性相協調，以最大化我對精神事物的理解。
- 平衡頂輪。
- 增強頂輪。
- 抑制我的頂輪活動，使我接地氣。
- 用高活躍的地球之星脈輪來平衡過度活躍的頂輪。
- 降低頂輪的能量。
- 縮小頂輪以減少躁狂／失眠／過動等。
- 縮小頂輪的尺寸。
- 抽出頂輪的空氣。
- 激發頂輪能量。
- 擴展頂輪能量，以便人可以平靜過渡。
- 使我的頂輪與靜心成果協調一致。
- 我現在傳送紫色能量光到頂輪。
- 我見證了頂輪已療癒。

- 增加頂輪中的紫色能量光。
- 清除頂輪的阻塞。
- 擊退頂輪的能量，如此我就能睡覺了。
- 收縮頂輪。
- 刺激頂輪得以平靜過渡到來世。

頂輪上方的脈輪

沒有顏色對應頂輪以外的脈輪。然而你可以召喚紫外線的力量來刺激這些更高的脈輪。

在以下情況下，你可能需要使用這些脈輪。

- 一個人嘗試獲得智慧或靈性知識。
- 一個人正在經歷垂死或離世的過渡期。

頂輪上方的脈輪靈擺指令

- 增強頂輪上方的脈輪。
- 活化頂輪上方的脈輪。
- 清除頂輪上方脈輪中的阻塞。

以上引用文獻：
阿布拉克薩斯，2022。奧祕的太陽：解開煉金術、魔法和神聖符號的祕密。

10. 結束開啟新生

療癒過程中決定結束某事是極為重要的一部分，無論是因為失去所愛的人，了斷一段關係，或是生命中某個階段畫下句點，唯有當機立斷才能再往前走下一步，促成未來進展至關重要。

本章將為你提供靈擺指令幫助你完成任務，並開啟人生的下一個篇章。

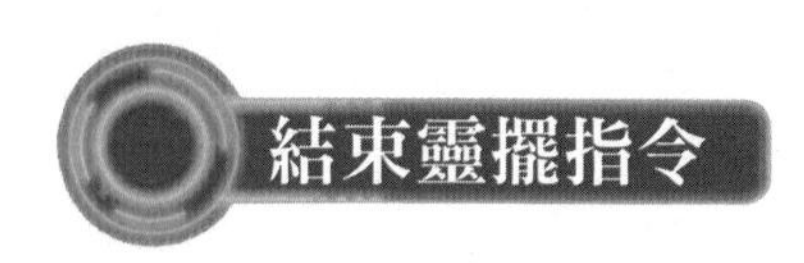

- 讓我失敗的婚姻就此結束不再繼續。
- 讓此次的流產畫下句點不再發生。
- 結束我過去的生活不再重來。
- 我的痛苦就到此為止。

- 我的青春在此畫下句點。
- 讓我正在受苦的憂鬱症到此為止。
- 讓這個疾病到此為止不再復發。
- 我人生的這個階段在此畫下句點。
- 讓我之前的婚姻不再重來。
- 了斷我之前的關係不再來往。
- 消除我因錯過機會而感到的悲傷。
- 消除我的痛苦。
- 消除我正在忍受的憂鬱症。
- 消滅這個疾病。
- 讓我生命中的這段時期消失殆盡。
- 我對錯失的機會進行談判。
- 我對流產進行談判。
- 我對結束的關係進行談判。
- 我就結束生命這一階段。
- 我對結束的婚姻進行談判。
- 我對失去寵物進行談判。
- 我對失去配偶進行談判。

- 我經歷了這段關係的結束。
- 我現在讓自己經歷因錯失機會而感到的憤怒。
- 我現在允許自己對懷孕失敗感到憤怒。
- 我現在允許自己對這段關係的結束感到憤怒。
- 我現在讓自己經歷對結束生命這一階段所產生的憤怒。
- 我現在允許自己對婚姻的結束感到憤怒。
- 我現在允許自己經歷對失去寵物的憤怒。
- 我現在允許自己經歷對失去配偶的憤怒。
- 我現在已接受我不能面對自己錯失的機會。
- 我現在已接受不能面對自己流產的事實。
- 我現在已接受不能面對結束我的關係。
- 我現在已接受不能面對結束自己人生這階段的事實。
- 我現在已接受不能面對結束自己的婚姻。
- 我現在已接受不能面對失去寵物的事實。
- 我現在已接受不能面對失去配偶的事實。
- 我現在經歷因錯過機會所造成的憂鬱症。
- 我現在經歷因流產所造成的憂鬱症。
- 我現在經歷結束我的關係所造成的憂鬱症。

- 我現在經歷結束生命的這一階段所造成的憂鬱症。
- 我現在經歷因結束婚姻所造成的憂鬱症。
- 我現在經歷因失去寵物所造成的憂鬱症。
- 我現在經歷因失去配偶所造成的憂鬱症。
- 我現在消除了所有阻礙我想感覺已接受婚姻結束的所有障礙。
- 我現在消除了所有阻礙我想感覺已接受結束我的關係所有障礙。
- 我現在消除了我想感覺已接受失去配偶的所有障礙。
- 我現在消除了我想感覺已接受失去寵物的所有障礙。
- 我現在消除了我想感覺已接受結束人生這一階段的所有障礙。
- 我現在消除了所有阻礙我想感覺已接受流產的所有障礙。
- 我現在消除了我想感覺已接受錯失機會的所有障礙。
- 我見證了流產的創傷已被療癒並變得更好。
- 我見證了失去我（母親／爸爸）的痛苦被治癒，使我變得更好了。

- 我見證了失去孩子的痛苦被治癒，使我變得更好了。
- 我見證了失去愛的創傷被治癒，使我變得更好了。
- 我見證了失去寵物的痛苦被治癒，使我變得更好了。
- 吸引能量來結束我的婚姻。
- 吸引能量來結束我的關係。
- 吸引能量來結束我因錯失機會而感到的悲傷。
- 吸引能量來結束我的痛苦。
- 吸引能量來結束我正在忍受的憂鬱症。
- 吸引能量來結束我失去寵物的傷痛。
- 吸引能量來結束我失去配偶的傷痛。
- 吸引能量來結束這個疾病。
- 吸引能量來結束我生命中的這段時期。
- 傳送灰色能量來完成我生命中的這個階段。
- 傳送灰色能量給錯失的機會。
- 傳送灰色能量給我的流產。
- 傳送灰色能量給我過去的婚姻。
- 傳送灰色能量給我過去的關係。
- 傳送灰色能量給我的痛苦。

- 傳送灰色能量給我正在忍受的憂鬱症。
- 傳送灰色能量給我失去寵物的痛苦。
- 傳送灰色能量給失去配偶的痛苦。
- 傳送灰色能量給這個疾病。
- 傳送灰色能量給我生命的這段時期。
- 傳送土元素給我失敗的婚姻。
- 傳送土元素給我的流產。
- 傳送土元素到我的前世。
- 傳送土元素給我的痛苦。
- 傳送土元素給我的青春。
- 傳送土元素到我正在受苦的憂鬱症。
- 傳送土元素給這個疾病。

11. 雜物清除／整理

我永遠忘不了曾經參觀有囤積症的人家中所看到的一幕，他們的房子裡有太多東西，我要穿過房子必須先通過一條堆滿垃圾的走道。這讓人想起二戰時期的戰壕，最滑稽的是屋主的那張床，上面堆滿了東西，以至於有一個真正的人形輪廓，那裡就是屋主睡的地方。這讓我感到窒息且難以置信。

清除雜物或整理雜物是減輕負擔和恢復生活活力的最有效方法之一。我經常整理並贈送物品給朋友或有需要的人。擁有一個乾淨、沒有垃圾的生活空間感覺真的很棒。

如果你需要振作精神，感覺家裡的能量停滯不前，或者想開始新的生活，現在就整理一下吧。

這也是讓你的生活能量再次流動的好方法。如果你感到能量卡住，請立即整理並清潔。

你可以使用這些靈擺指令來幫助你。

- 增強我整潔的能力。
- 提高我丟掉或捐贈不需要東西的能力。
- 提高我的效率清理這些雜物到最高水平。
- 現在就進行清潔以便清除舊能量。
- 今天就進行除塵。
- 讓我振作起來使用萬用清潔劑擦拭洗衣機和烘乾機的外部。
- 讓我動起來整理私人的東西，只留下那些能激發我快樂的物品。
- 讓我使用超細纖維布從上到下除塵，就從燈具或吊扇開始吧。
- 我現在活力充沛地清潔窗戶和百葉窗。
- 讓我活力充沛地吸塵或掃地。
- 激發我打掃房子的欲望。
- 激發我進行季節性清潔的意願。

- 我在清潔時的每一個動作都以最高效率完成。
- 增加我用玻璃清潔劑清潔窗戶的能力。
- 增加我移除餐桌上所有物品的能力，並使用濕的超細纖維布擦拭。
- 集中精力幫我擦去門窗頂部的灰塵，然後繼續往下清潔所有表面的灰塵。
- 我現在就捐出我不需要的所有東西。
- 我現在解決了任何我感覺想用吸塵器打掃房子的障礙。
- 我現在解決了我想清潔會讓我感覺良好的任何障礙。
- 我現在扔掉／回收所有我不需要的東西。
- 我現在準備好體驗一個乾淨的餐廳了。
- 我會整理我的房子。
- 我會整理並啟動吸引力法則。
- 我現在將用濕布從上到下擦拭餐椅，包括椅腳之間和其他狹窄的地方。
- 我會同時找到最適合的人來幫我整理和清潔。
- 我會擦拭櫥櫃門的外部和內部以及櫥櫃把手。
- 我見證了自己將清潔任務分解為更小、更易於管理的步驟。

- 我見證了自己清潔廚房用具的外部，包括爐灶。
- 我見證了自己清潔廚房水槽並將小蘇打倒入下水道以抑制氣味。
- 我見證了自己打掃洗衣房。
- 我見證了自己除去灰塵並擦拭我的房子。
- 我見證了自己制定了日常清潔程序。
- 我見證了自己建立了每週的清潔程序。
- 我發現清理完所有垃圾後我自己感覺良好。
- 我見證自己變得井井有條。
- 我見證自己不是一個懶惰蟲。
- 我見證了自己在洗碗機上運行熱水循環，並用一杯小蘇打使其清淨。
- 我見證了自己掃地、拖地。
- 我現在見證了自己正在收拾廚房。
- 我見證了自己使用萬用清潔劑噴灑淋浴牆、門和浴缸，然後再用尼龍刷擦洗。
- 提高我沖洗淋浴牆和浴缸的能力。

- 我見證了自己用布和玻璃清潔劑擦拭鏡子。
- 我見證了這房子被打掃乾淨。
- 提高我的清潔能力。
- 透過將清潔用品移入櫃子並移除洗衣籃和地板上的其他任何東西，提高了我整理雜物的能力。
- 提升我找到人幫我打掃的能力。
- 增強了我想移走床上所有的東西清洗床單的欲望。
- 吸引能量來讓我使用萬用清潔劑擦拭洗衣槽和櫃門。
- 吸引我需要的耐心和動力，讓我使用萬用清潔劑清潔梳妝台、水槽和水龍頭以及沖洗。
- 吸引最好的清潔女工來幫助我。
- 增強我從地板上撿起任何衣服或其他雜物的能力。
- 提高我開始清潔和扔掉所有這些垃圾的能力。
- 增強我的能量，讓我掃地和拖地。
- 為了消除所有堵塞的能量，我必須移除浴墊、垃圾桶以及浴缸或淋浴間的任何物品。
- 為了消除所有堵塞的能量，我需要從角落到門口掃地和拖地。

- 傳送藍色能量給我清潔工作。
- 傳送藍綠色能量，從高到低以濕布擦拭燈具或吊扇、門窗上方的壁架以及其他表面。
- 現在就傳送藍綠色能量給我吸塵工作。
- 傳送藍綠色能量，讓臥室煥然一新。
- 傳送藍綠色能量到清除檯面上的碎屑，並用濕的超細纖維布和萬用清潔劑清洗它們。
- 傳送藍綠色能量來洗滌和折疊我所有的髒衣服。
- 傳送灰色能量給任何阻止我打掃浴室的事物。
- 傳送灰色能量到囤積處。
- 傳送灰色能量到造成凌亂的傾向。
- 傳送灰色能量給家中我相關的物品。
- 傳送紅色能量給我的清潔工作。
- 傳送藍綠色能量來清除這些雜物。
- 傳送藍綠色能量到擦洗微波爐內外。
- 抑制我的囤積傾向。
- 讓我與雜物同步清理，以達到最高效率。
- 傳送源源不絕的療癒能量到我的家中。

- 今天我將用熱水和萬用清潔劑拖地，並沖洗掉殘留物。
- 將______房間／房子的能量轉化為藍綠色能量。

12. 色彩靈擺煉金術

從古到今，人們漸漸地發現最有效的靈擺指令是那些引用含色彩光的指令（註4）。事實證明，每種顏色的光都包含了一種原型的自然力量，當它被召喚來用時，你想要的結果成真的可能性會大大增加。這對靈擺煉金術士來說是非常重要的（註5）。

譬如，想像你正在一家繁忙的餐廳等待入座。你可以使用以下指令：

- 「我現在傳送紅光來幫助我快速找到座位。」

你將會對這些色彩靈擺指令所造成的效果嘆為觀止。

註4：在本章中，術語「顏色」包括光的波長（例如紅色、橙色、黃色）和光的效果（例如反射白色、吸收黑色）。

註5：所有健康問題需尋求醫療協助。

本章將引導你有效地使用色彩靈擺指令。

在此章節中已知的顏色和光之效果

這裡使用的顏色系統最初是由煉金術士／物理學家艾薩克・牛頓在一七〇〇年代提出用來命名彩虹的顏色。

儘管科學家們主張如此太武斷，但他的系統似乎是基於著名煉金術文本《翡翠碑》（註6）中闡述的形而上學原理（註7），因此具有魔法力量。

在繼續閱讀之前，很重要一點需要注意，艾薩克・牛頓的藍色等同於現代的藍綠色能量，而他的靛藍等同於現代的藍色。

註6：《翡翠碑》是煉金術的核心文本，據信掌握著賢者之石的祕密。製作賢者之石的任務被稱為「偉大的煉金術」。它的創造是所有煉金術士的主要關注點。

註7：哲學的一個分支，涉及現實的基本性質──「形而上學」。Merriam-Webster.com字典，Merriam-Webster，https://www.merriam-webster.com/dictionary/metaphysics。瀏覽日期：2023年11月11日。

以下是本章將引用的顏色。

- 紅色
- 橙色
- 黃色
- 綠色
- 藍綠色
- 藍色
- 紫色

（參見本書開頭之圖5）

你也可以使用多種顏色組合。雖然這些顏色有無數種，但這裡只提到一種，就是藍綠色能量。

除了顏色之外，光還有其他有用的屬性，可以被靈擺煉金術士用來刺激變化。

- 白色：反射所有可見光。它可以瞬間將一個區域充滿所有光的力量。這對於和緩地為某物注入能量很有用。
- 黑色：吸收所有可見光。黑色 —— 這用於消除所有光明力量，使事物平靜和斷電。

- 灰色（即黑色與白色快速交替）又名閃爍 —— 白光的中斷，例如頻閃效應。這對於讓新事物占據主導地位，自然結束事物以及通過壓力測試使它們變得更強大非常有用。

嚴格來說它們不是顏色，但為了簡單起見，白色、黑色和灰色能量將被稱為顏色或彩色光。

色彩靈擺煉金術理論

當你透過靈擺指令傳送顏色時，實際上你並不是傳送彩色光。反而是你引用了該彩色光的原型力量並透過靈擺指令引導該力量，接著產生刺激達到改變的目的。

認識到這一點很重要，因為靈擺似乎也確實會反射彩色光。

在了解靈擺反射的彩色光類型後，你可以同時使用靈擺指令和被動反射光來組合不同的光力，這可以產生各種有用的效果。

例如，您可以透過使用靈擺來放大彩色光的力量，該靈擺會被動反射與靈擺指令相同的顏色。

例如，用灰色能量靈擺傳送灰色能量，你可以同時獲得真實的顏色和彩色光的原型力量。

你可以透過組合光的不同顏色和屬性來創造不同的效果。例如，使用灰色能量投射到靈擺來傳送另一種顏色，如藍綠色能量。這使你可以被動地提供灰色能量刺激（中斷信號／壓力測試），同時提高活力以促進癒合。

建議你學習「用靈擺進行色彩治療」課程中提供的如何使用顏色的完整說明：www.pendulumalchemy.com

靈擺指令範例

- 現在傳送（顏色／光）到（你想要的）。
- 現在傳送紅色讓我在餐廳快速找到座位。
- 現在傳送（顏色／光）到（使某事發生）。
- 現在傳送藍綠光立即獲得退款。
- 現在將（某物）的顏色／光改為（顏色／光）。
- 現在將我腿的顏色改為藍綠色。

- 現在將（某物）的顏色／光更改為（顏色／光 —— 使某事發生）。
- 現在將我頭部的疼痛顏色改為黑色以緩解頭痛。

靈擺顏色使用簡單指南

色彩靈擺煉金術是一個廣泛的話題，所以這裡有一個關於何時使用特定顏色的快速入門指南。建議你研究一下，以便大致了解何時使用哪一種顏色。

請注意，你可以在任何情況下使用任何顏色，如我的課程「靈擺色彩治療」中所述。

然而，在本節中，著重在闡述每一個顏色會影響的區域。對於所有嚴重問題，請務必尋求專業和醫療協助。不要依賴靈擺。

紅色光：

- 受孕
- 改善海底輪的健康。
- 新的開始。
- 傷口和損傷的物理癒合。
- 性、金錢、權力的原始驅動力、對生命的渴望／求生意志。

橙色光：

- 創造動力。
- 緩解消化問題。
- 提升活力。
- 給事情一個推動力。
- 提高自尊心。
- 改善海底輪的健康。
- 自信心。
- 自我認同。
- 協助懷孕早期階段。

黃色光：

- 緩解腎上腺疲勞。
- 緩解呼吸問題。
- 澄清。
- 緩解消化問題。
- 提升活力。
- 改善太陽神經叢輪的健康。
- 提高直覺／本能。
- 不斷增強樂觀情緒。
- 協助懷孕後期。

綠色光：

- 鎮靜與提神。
- 情感連結。
- 改善心輪的健康。
- 增強對情感和情緒的感知。
- 新的成長。

- 幫助心臟。
- 幫助免疫系統。
- 協助嬰兒期。
- 幫助肺部。
- 幫助骨骼健康。
- 幫助胸腺。

藍綠色光：

- 口腔和喉嚨的癒合。
- 提高溝通能力。
- 改善喉輪的健康。
- 提升活力。
- 做一些理想的事情。
- 使某事煥發活力。

藍色光：

- 平靜。
- 治療腦下垂體和松果體。
- 改善第三眼的健康。
- 成熟。
- 睡眠問題。
- 靈性的認知。
- 智慧。

紫色光：

- 鎮靜心靈。
- 臨終過渡。
- 治癒大腦。
- 治癒眼睛。
- 神經系統的治癒。
- 改善頂輪的健康。

- 心智的知識，特別是抽象的或精神上的知識。
- 靈性覺醒／連結。

白色光：

- 用所有光明力量和緩刺激。
- 和緩地提升活力。
- 淨化。

黑色光：

- 平靜。
- 斷電。
- 放手讓事情過去。
- 慢下來。
- 靈界。

灰色光：

- 剪斷能量索。
- 清除舊物。
- 結束那些已經準備好要結束的事情。
- 和緩地驅逐事物。
- 中斷信號，讓新事物占據主導地位。
- 播下新的意圖種子。
- 對事物進行壓力測試以加強它們或結束它們。

紅色光概述

紅色代表新的開始和新事物的孕育，包括新生命的創造（卵子＋精子），可用它來加速懷孕。

它也是身體傷口和損傷癒合的最佳能量。

由於它是海底輪的光，它增強了對性、金錢、權力、對生命的渴望和求生意志的原始驅動力。當生命力較弱時可使用它。

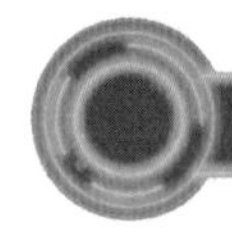

紅色光：靈擺指令範例

一般

- 現在將我的海底輪的能量更改為紅色，以便立即獲得快速現金。
- 將我的海底輪的能量更改為紅色，以便我採取大規模行動來獲取金錢。
- 現在將我的海底輪的能量更改為紅色，以便我能夠更好地照顧自己。
- 吸引紅光為（你想要發生的事情）。
- 現在吸引紅色來增強我的能量。
- 現在將紅光傳送到我的海底輪，以提高我找工作的動力。
- 傳送紅光到我的海底輪以增加我對金錢的渴望。
- 立即將紅光傳送至新的工作機會空缺。
- 現在就傳送紅光以獲得（你想要的）。
- 現在就傳送紅光到餐廳取得訂位。

脈輪

- 現在增強我的海底輪紅光。
- 現在將我的海底輪的能量更改為紅色，以便立即獲得快速現金。
- 將我的海底輪的能量更改為紅色，以便我採取大規模行動來獲取金錢。
- 現在將我的海底輪的能量更改為紅色，以便我能夠更好地照顧自己。
- 現在將我的海底輪的能量改為紅色。
- 用紅光激發我的海底輪。
- 增加我的海底輪吸收紅光。
- 現在加強我海底輪的紅光。
- 放大我海底輪中的紅光。
- 改善紅光進入我的海底輪流量。
- 現在將紅光傳送到我的海底輪，以提高我找工作的動力。
- 現在將紅光傳送到我的海底輪以增加我對金錢的渴望。
- 現在將紅光傳送到我的海底輪。

- 現在將紅光傳送到我的海底輪以增強我的食慾。
- 用紅光增強我的海底輪。

健康

1. 刺激食慾

- 增強胃中的紅光以增加食慾。
- 現在將我胃的能量改為紅色以刺激我的食慾。
- 給我紅光，刺激我的食慾。
- 傳送紅光到我的胃以注入活力，促進食慾。
- 增加我消化系統的紅光，因此我就想吃更多。
- 增加我氣場中的紅光水平以增加我的食慾。
- 加強紅光以增強我的食慾。
- 擴大我的場域的紅光，因此我就可以吃得更多。
- 用紅光改善我的胃，讓我想吃更多。
- 現在就傳送紅光來刺激我的食慾。
- 用紅光增強我的胃，因此我就能吃得更多。

2. 手臂

- 增強我手臂的紅光，使其癒合得更快。
- 將我手臂的能量改為紅色，以便其癒合。
- 用紅光注入我的手臂，使其快速癒合。
- 增加我手臂的紅光，因此它就能快速癒合。
- 加強我手臂的紅光，使其癒合。
- 擴大我手臂上的紅光來治癒它。
- 優化我的細胞，使其吸收紅光以促進癒合。
- 現在傳送紅光，讓我手臂的疼痛消失。
- 用紅光增強我的手臂，使其快速癒合。

3. 膀胱

- 增強膀胱中的紅光，使其快速癒合。
- 現在將我膀胱的能量改為紅色，如此我不會失禁了。
- 用紅光注入我的膀胱，讓它快速癒合。
- 增加膀胱的紅光，因此我就不會失禁。
- 增強膀胱中的紅光，使其正常運作。

- 擴大我膀胱中的紅光來治癒它。
- 優化進入膀胱的紅光流量以促進癒合。
- 現在傳送紅光來幫助我治癒膀胱感染。
- 增強膀胱的紅光以治癒它。

4. 大腦

- 現在增強大腦中的紅光以便達到功能正常。
- 用紅光注入大腦，促進健康地活動。
- 增加大腦中紅光的數量。
- 增強大腦中的紅光以治癒它。
- 擴大大腦中的紅光。
- 優化紅光進入大腦的流量以進行治療。
- 現在傳送紅光以協助健康的大腦功能。
- 現在就將紅光傳送到大腦以促進其健康功能
- 現在將紅光傳送到大腦，以促進創傷癒合。
- 用紅光增強大腦的正常功能。

5. 循環系統

- 增強循環系統中的紅光能量以增加血液循環。
- 現在將循環系統的能量改為紅色，以便我的心臟功能更好。
- 用紅光注入循環系統。
- 增加循環系統吸收的紅光。
- 加強循環系統中的紅光以促進正常功能。
- 擴大循環系統中的紅光。
- 優化紅光進入心臟、動脈、靜脈和微血管的流量。
- 現在傳送紅光以改善我的血液循環。
- 用紅光增強心臟、動脈、靜脈和微血管。

6. 求生慾

- 增強海底輪的紅光以增加生存的欲望。
- 現在將我身體的能量改為紅色，讓我感到更加投入生活。
- 用紅光能量活化海底輪，增加生存的欲望。

- 增加氣場中的紅光，增加求生欲。
- 加強紅光，使生存意願增強。
- 擴大海底輪的紅光以增加生存意志。
- 優化紅光進入海底輪的流量。
- 現在就傳送紅光，增加我的求生欲望。
- 用紅光增強海底輪。

7. 水腫

- 增強水腫組織中的紅光，以緩解發炎。
- 用紅光注入水腫的腿。
- 增加進入淋巴系統的紅光，以增加引流水腫組織。
- 在水腫區域加強紅光。
- 擴大水腫組織中的紅光。
- 優化紅光進入水腫組織的流量。
- 現在將紅光傳送到我的腿上，以增加液體流動並緩解水腫。
- 傳送紅光可緩解水腫症狀。
- 增強紅光吸收以減少水腫。

8. 健康老化

- 增強我身體系統的紅光，以協助健康老化。
- 現在將我的身體系統的能量改為紅色，以促進健康老化。
- 賦予紅光活力，促進健康老化。
- 增加紅光以協助健康的衰老。
- 加深紅光，以便體面地老化。
- 擴大我體內的紅光，以便好好地老化。
- 優化紅光進入我身體系統的流量，以促進老年健康。
- 現在就將紅光送到我的身體，讓我以健康的方式變老。
- 增加紅光，讓我以健康的方式變老。

9. 發炎

- 增強發炎區域的紅光以減輕發炎。
- 用紅光照亮發炎區域。
- 增加發炎區域的紅光。
- 加強發炎區域的紅光。

- 放大發炎區域的紅光。
- 改善進入發炎區域的紅光流量。
- 現在傳送紅色光來釋放我的五十肩。
- 現在傳送紅色光以減少發炎。
- 用紅光增強發炎區域。

10. 腿

- 增強我腿部的紅光以幫助其癒合。
- 現在將我右腿的顏色改為紅色，以便撕裂的韌帶癒合得更快。
- 用紅光為我受傷的腿注入能量。
- 增加我的腿吸收紅光能量。
- 加強我腿上的紅光。
- 放大我腿上的紅光。
- 改善進入我腿部的紅光流量。
- 現在傳送紅光來緩解我腿部的肌肉痠痛。
- 用紅光增強我的腿部。

11. 肌肉系統

- 增強我肌肉中的紅光。
- 現在將我的背部肌肉的顏色改為紅色，以幫助緩解背部疼痛。
- 將我的肌肉顏色改為紅色以治癒拉傷的肌肉。
- 用紅光為我的肌肉注入能量。
- 增加我痠痛肌肉吸收紅光能量。
- 增強我痠痛肌肉中的紅光。
- 擴大痠痛肌肉中的紅光。
- 改善紅光進入痠痛肌肉的流量。
- 現在傳送紅光來治癒我的腳踝扭傷。
- 現在傳送紅光來治癒我的肌肉。
- 現在傳送紅光來治癒我的肩膀。
- 現在傳送紅光來治癒我的網球肘。
- 現在傳送紅光來治癒我撕裂的韌帶。
- 現在傳送紅光以緩解肌肉痠痛和疼痛。
- 用紅光增強我痠痛的肌肉。

12. 攝護腺

- 增強前列腺中的紅光以促進癒合。
- 用紅光活化前列腺以恢復正常功能。
- 增加前列腺中的紅光以治癒它。
- 增強前列腺中的紅光以治癒它。
- 放大前列腺中的紅光。
- 改善進入攝護腺的紅光以恢復正常功能。
- 用紅光增強前列腺。

13. 直腸

- 增強紅光治癒痔瘡。
- 現在將直腸顏色改為紅色以緩解便祕。
- 用紅光注入我的直腸，以緩解便祕。
- 增加直腸內的紅光以治癒痔瘡。
- 增強直腸內紅光以緩解便祕。
- 擴大紅光，促進痔瘡癒合。
- 優化紅光進入直腸的流量，以緩解便祕。

- 現在傳送紅光到痔瘡。
- 增強紅光對直腸作用以治癒痔瘡。

14. 皮膚外皮系統

- 增強皮膚的紅光來治癒它。
- 現在將我的皮膚轉成紅色以使其恢復活力。
- 現在將我的頭皮顏色轉為紅色，以幫助防止脫髮。
- 現在將我的皮膚顏色轉為紅色，以便治癒牛皮癬。
- 現在將我的皮膚顏色轉為紅色，以便癒合疤痕。
- 將我的皮膚顏色轉為紅色以減少皺紋。
- 用紅光為我的肌膚注入能量，使其變得潔淨。
- 增加皮膚中的紅光量以保持健康。
- 增強皮膚的紅光以促進健康。
- 擴大我皮膚上的紅光。
- 優化進入皮膚的紅光，以治癒痤瘡。
- 傳送紅光來清除我皮膚上的粉刺。
- 用紅光為皮膚充電，防止疤痕。

15. 脊椎

- 用紅光增強我的脊椎以便治癒它。
- 現在將突出的椎間盤顏色／能量轉為紅色以緩解背痛。
- 用紅光為我的脊椎注入能量。
- 增加進入我脊椎的紅光流量以恢復正常功能。
- 加強我脊椎中的紅光以便治癒它。
- 擴大我脊椎中的紅光。
- 優化進入我脊椎的紅光流量。
- 現在傳送紅光來治癒我的背痛。
- 用紅光增強我的脊椎治癒能力。

16. 活力

- 增強我的海底輪紅光以增加活力。
- 現在將我的身體系統顏色轉為紅色以增加活力。
- 用紅光活化我的海底輪。
- 增加我的海底輪紅色以增強活力。
- 增強我的海底輪紅光，讓我感覺更強壯、更健康。

- 擴大我的海底輪紅光以增強我的活力。
- 優化紅光流入我的海底輪以增加我的活力。
- 現在傳送給我紅光來增加我的活力。
- 用紅光增強我的海底輪。

17. 求生意志

- 增強海底輪的紅光以增加求生意志。
- 現在將我的能量場顏色改為紅色，以增強我的求生意志。
- 透過紅光活化海底輪，增強求生本能。
- 增加海底輪的紅光，使求生意志增強。
- 加強海底輪的紅光以增加求生的意志。
- 擴大海底輪中的紅色以增加求生意志。
- 優化紅色進入海底輪的流量，以增加求生意志。
- 現在就傳送紅光來增強我的求生意志。
- 增強海底輪的紅光以增加求生意願。

性與受孕

1. 性

- 增強我海底輪的紅光，以提升性愛刺激感。
- 增強我海底輪的紅光，以提升性愛激情。
- 現在將我性中心的顏色／能量改為紅色，以便我可以達到高潮。
- 現在將我性中心的顏色／能量改為紅色。
- 為我伴侶的海底輪注入能量，以增強其性慾。
- 用紅光激發我的海底輪，以提升性愛刺激感。
- 現在傳送紅光來增加我的性慾。
- 現在將紅光傳送到我的性中心。

2. 受孕與懷孕期頭三個月

- 現在將我子宮的顏色改為紅色，我就可以受孕了。
- 現在將我子宮的顏色改為紅色，我的月事就會正常了。
- 現在將子宮的顏色改為紅色。

- 現在將卵子和精子的顏色／能量改為紅色，我們就可以受孕了。
- 現在將卵子和精子的顏色／能量改為紅色。
- 現在傳送紅光幫助我可以勃起。
- 現在傳送紅光來增加我的生育能力。
- 現在傳送紅光以達到成功受孕。
- 現在將紅光傳給我的卵子和伴侶的精子。
- 現在將紅光傳送到我的陰莖。
- 現在將紅光傳送到我的生殖系統。

橙色光概述

橙色能帶來活力並促進事物發展。

它可用在協助新事物（包括新生命）的成長和個性化。它協助懷孕的早期階段。

它是緩解消化問題的良好能量。

它是臍輪（薦輪）的光，所以可用它來增強自尊、自信和自我認同。

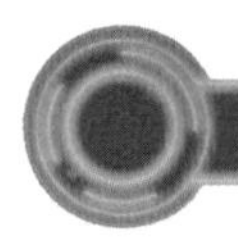

橙色光：靈擺指令範例

一般

- 現在增強橙色光來提高我的自尊心。
- 增強橙色光以增加我對這份工作的興奮水平。
- 現在將我的腸道顏色更改為橙色，以幫助我了解腸道感受。
- 現在用橙色光注入活力，增強我的自我認同感。
- 增加我生物場中的橙色光，為我帶來活潑能量。
- 現在加強橙色光以增加我對生活的熱情。
- 擴大橙色光給我強烈的能量。
- 現在傳送橙色光來提升我的整體情緒。
- 現在就送橙色光來增加我的自信。
- 現在傳送橙色光以引來樂觀情緒。
- 加強橙色光以繼續開發新的東西。
- 增強橙色光讓我持續鍛鍊新的運動日常。

脈輪

- 擴大臍輪的橙色光能量。
- 增強臍輪中的橘色光，讓我有更多的能量。
- 用橙色光為臍輪注入能量，我就可以做更多工作。
- 我現在用橙色光為我的骶骨注入能量，以在白天燃燒更多的卡路里。
- 增加臍輪的橙色光以獲得更多能量。
- 增加進入骶骨的橙色光流量以增強我的能量。
- 擴大骶骨中的橙色光，以便我可以完成工作。
- 傳送橙色光來平衡臍輪。
- 用橙色光增強臍輪以提高我的能量水平。

健康

消化問題

- 用橙色光清洗腸道，可緩解腸躁症。
- 增強腸道中的橙色光以緩解腹脹。
- 現在將我的腸道顏色改為橙色以促進正常消化。

- 現在將我闌尾的顏色／能量更改為橙色以保持其健康。
- 吸引橙色光可緩解消化不良。
- 擴大腸道中的橙色光，可緩解克隆氏症。
- 傳送橙色光來止瀉。
- 傳送橙色光來排氣。

性與受孕

- 現在就傳送橙色光來協助懷孕中期。
- 現在就用橙色光為我的妻子補充能量，以協助她正常懷孕。
- 提高橙色光協助寶寶的健康發育。
- 增加橙色光，讓我們的寶寶以最佳狀態生長。
- 加強橙色以協助正常懷孕。

黃色光概述

黃光不但充滿活力又具有淨化作用，它可促進你樂觀面對和清晰的直覺力知曉一切。

它與成長發育的後期有關，並能協助懷孕的最後階段。

可用它解決與消化、腎上腺和呼吸有關的問題。

它是太陽神經叢的光，所以能協助直覺和本能的發展。

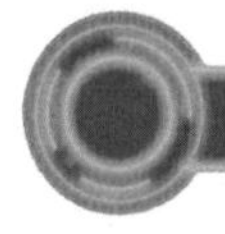

黃色光：靈擺指令範例

一般

- 傳送黃色光來澄清目前的情況。
- 現在傳送黃色光培養目前局面的發展。
- 現在將氣場的顏色轉為黃色光以便心態更樂觀。
- 現在將停滯不前的計畫案顏色轉為黃色光，以大幅激發其活力並使其重新啟動。

- 優化黃色光流向我的太陽神經叢，改善我的直覺。
- 優化黃色光流向我的太陽神經叢，以提高我傾聽直覺的能力。

脈輪

- 用黃色光激發太陽神經叢以提高直覺。
- 擴大太陽神經叢中的黃色光。
- 用黃色光平衡太陽神經叢。
- 用黃色光增強太陽神經叢。
- 用黃色光激發太陽神經叢。
- 我現在向太陽神經叢傳送黃色光。
- 我現在見證了黃色光流入我的太陽神經叢，我可以最佳方式消化食物。
- 我現在見證了黃色光流入我的太陽神經叢，所以我的胃痛消失了。
- 我現在見證了黃色光流入我的太陽神經叢，緩解了消化不良。

- 我見證了太陽神經叢的癒合。
- 使太陽神經叢的黃色光在最佳狀態下流動，以改善我的消化問題。
- 使太陽神經叢的黃色光在最佳狀態下流動，以改善我的直覺。
- 使太陽神經叢的黃色光在最佳狀態下流動，以提高我傾聽直覺的能力。
- 增加太陽神經叢中的黃色光。
- 增加太陽神經叢中的黃色光，以增加我的直覺。
- 清除太陽神經叢中的阻塞。

健康

1. 腎上腺疲勞

- 傳送黃色光來促進我腎上腺的健康。
- 傳送黃色光可減輕腎上腺疲勞。
- 增強腎上腺中的黃色光以緩解疲勞。

- 用黃色光為我的腎上腺注入能量，減少身體疼痛。
- 增加腎上腺中的黃色光以改善我的睡眠。
- 擴大黃色光來治癒我的腎上腺。
- 傳送黃色光，緩解腎上腺疲勞。
- 傳送黃色光來增強我的能量。
- 為我的身體注入黃色光，緩解身體疼痛。

2. 橫膈膜

- 將黃色光傳送到我的橫膈膜以緩解呼吸問題。
- 為我的肺部注入黃色光，以增加血液中的氧氣。
- 將黃色光引到我的橫膈膜，以緩解呼吸急促。
- 將黃色光傳送到我的橫膈膜，以停止打嗝。

3. 消化

- 用黃色光照射我的消化系統，以緩解胃食道逆流。
- 增強我體內的黃色光以改善我的消化問題。

- 我現在見證了黃色光流入我的太陽神經叢，我可以最佳方式消化食物。
- 我現在見證了黃色光流入我的太陽神經叢，所以我的胃痛消失了。
- 我現在見證了黃色光流入我的太陽神經叢，緩解了消化不良。
- 使太陽神經叢的黃色光在最佳狀態下流動，改善我的消化問題。
- 增加黃色光流量，以緩解胃灼熱。
- 現在將黃色光傳送到我的胃。
- 發送黃色光以緩解消化不良。
- 擴大我胃中的黃色光，使其功能良好。

4. 膽囊

- 擴大我膽囊中的黃色光來治癒它。
- 向膽囊注入黃光，這樣才是健康的。
- 傳送黃色光預防／緩解膽結石。

5. 腎臟

- 傳送黃色光來治療我的腎臟。
- 傳送黃色光以確保腎功能正常。

6. 肝

- 傳送黃色光來治療我的肝臟。
- 傳送黃色光確保肝功能正常。

7. 胰臟

- 傳送黃色光來治療我的胰臟。
- 傳送黃色光以獲得正常的胰臟。

8. 脾

- 傳送黃色光治療我的脾臟。
- 傳送黃色光以確保脾臟功能正常。

性與受孕

1. 懷孕 —— 妊娠晚期

- 現在就傳送黃色光，協助嬰兒的發育。
- 現在傳送黃色光以幫助嬰兒的胎位正確無誤。
- 現在將子宮的顏色／能量改為黃色光。
- 現在改變子宮的顏色／能量以協助嬰兒的發育。

2. 分娩

- 現在傳送黃色和綠色能量來協助嬰兒的誕生。
- 現在傳送黃色和綠色能量見證了輕鬆和成功的分娩。

綠色光概述

綠色光既能使人平靜，又能使人充滿活力。它是植物、自然和新生長的能量，是獨立發展的早期階段。

它也與嬰兒期有關，因此用它來協助新產生到世界上的事物，包括嬰兒。

這種光支持心臟、免疫系統、肺部、骨骼和胸腺。

因為它是心輪的光，所以用它來增強感情、情緒和加強愛。

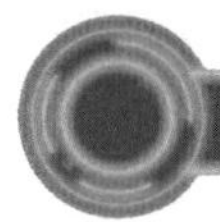

綠色光：靈擺指令範例

一般

- 吸引綠色光來協助這項新事業。
- 擴大在我心中的綠色光，幫助我感受到更多情感的連結。
- 現在傳送綠色光來平息目前的狀況，並幫助其取得進展。
- 向（X）和（Y）之間的關係傳送綠色光，以改善他們的關係。

- 為我注入綠色光，讓我上班第一天過得愉快。
- 為我的新網站注入綠色光。
- 為我的新車注入綠色光。
- 將綠色能量（光）傳送到（X）和（Y）之間的連結。
- 將綠色光傳送到（我）和（我的男朋友／女朋友）之間的連結。
- 傳送綠色光到我的老狗和新狗之間的連結，以便牠們好好相處。
- 將綠色光傳送給我今天遇到的所有認識的和不認識的人。
- 用綠色光擴大孩子的氣場，讓他們在學校不會被霸凌。
- 向我辦公室的每個人傳送綠色光，以便他們相處得更好。
- 向訴訟雙方傳送綠色光，以便達成和解。
- 用綠色光為正在爭吵的兩個人注入能量，讓他們平靜下來。

脈輪

- 增加心輪的綠色光，協助心臟健康。
- 為心輪注入綠色光，改善我們的情感連結。
- 加強綠色能量進入心輪療癒我，讓我能再次愛人。
- 傳送綠色光幫助____的心輪，讓他更有愛心。
- 用綠色能量（光）增強心輪，讓我更能感受自己的情緒，並對他人的感受變得更敏感。
- 傳送綠色光至心輪以增強免疫功能。
- 傳送綠色光到心輪以協助我的免疫系統。

健康

- 傳送綠色光以促進新骨骼生長。
- 傳送綠色光以增加骨密度。
- 傳送綠色光到骨骼中以改善骨骼健康。
- 傳送綠色光到骨骼中以減少骨質疏鬆症的影響。
- 傳送綠色光來協助我斷臂的康復。
- 傳送綠色光來療癒我的心臟（例：手術後）。

- 傳送綠色光到動脈（例如協助冠狀動脈疾病的癒合）。
- 將綠色光傳輸到心臟以協助其健康。
- 將綠色光傳送到我或____的心臟（例：當他們正在從心臟病發作或中風後恢復）。
- 用綠色光注入我的心臟來降低我的血壓。
- 用綠色光增強免疫系統。
- 用綠色光為胸腺注入能量，以增加白血球的產生。
- 擴大胸腺中的綠色光以幫助抵抗感染。
- 傳送綠色光至胸腺以增強免疫力。
- 將綠色光注入肺部。
- 為我的肺部注入綠色光，讓我呼吸更順暢。
- 傳送綠色光至我的肺部以治癒對它們造成的傷害。
- 將綠色光傳送到我的肺部，以便我可以更輕鬆地呼吸。
- 引入綠色光以幫助我的肺部有效運作。

性與懷孕

- 發送綠色光來協助我的新生兒健康。
- 發送綠色光，為早產兒健康注入活力。
- 擴大綠色光，促進嬰兒健康地生長發育。
- 傳送綠色光平靜和安撫新生兒。

藍綠色光概述

藍綠色光能量是生命力和完美的健康能量，用它來增加某物的活力或重新煥發活力，使其達到健康狀態。

這種光的力量是為了讓事情變得完美和「生機勃勃」，因此它非常適合激發你所陳述和渴望的事實現，讓你想要發生的事情成真。

因為它是喉輪的光，所以用它來治癒口腔和喉嚨，它可協助溝通並讓自己的聲音被聽到。

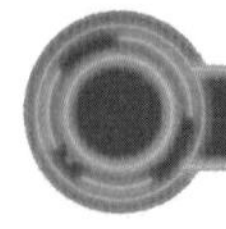

藍綠色光：靈擺指令範例

一般

- 我見證了藍綠色光激發了我和____之間完美的溝通。
- 引入藍綠色光，以便我的電腦／手機現在可以工作。
- 引入藍綠色光，讓旅程完美鍛鍊。
- 傳送藍綠色光，以便救護車快速到達。
- 傳送藍綠色光，以便重新開啟網路。
- 立即傳送藍綠色光，即可接通客服。
- 傳送藍綠色光，以獲得最優惠的價格。
- 立即傳送藍綠色光以修復電源。
- 傳送藍綠色光給我，讓我打贏官司。
- 傳送藍綠色光給____，讓他不再來煩我。
- 傳送藍綠色光至這次會議，以實現我的最高利益。
- 傳送藍綠色光，讓事情能夠在我的最高利益下解決。
- 傳送藍綠色光，以便我準時到達目的地。

脈輪

- 為我的喉輪注入藍綠色光，以便我清楚地表達自己。
- 傳送藍綠色光到我的喉輪。
- 我現在見證了藍綠色光活化了我的喉輪。
- 優化進入我喉輪的藍綠色光流，以便我可以輕鬆說話。
- 我的喉輪吸入藍綠色光，以幫助我更能與人溝通。

健康

- 將我的能量變成藍綠色光。
- 將房間的能量改為藍綠色光。
- 我吸入藍綠色光，我就能很快痊癒。
- 吸入藍綠色光的氣場，我的身體可以利用它來進行治療。
- 用藍綠色光提升（受傷部位）的活力。
- 用藍綠色光使人____恢復活力。
- 傳送藍綠色光到我和人____之間的能量索。
- 將藍綠色光傳送至（需要幫助的身體部位）。
- 傳送藍綠色光來治癒人____。

藍色光概述

藍色光具有鎮靜和舒緩作用，因此可以用它來解決睡眠問題並放鬆過度活躍的頭腦。

它也具有促進成熟的作用並可協助智慧的發展。

由於它是第三眼的光，因此它可以促進靈性認知以及腦下垂體和松果體。

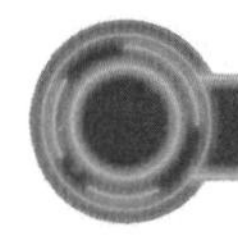

藍色光：靈擺指令範例

一般

- 我現在導引藍色光來幫助自己在這種情況下表現得更成熟。
- 引入藍色光，讓我可以平靜下來。
- 引入藍色光，我就能看到靈性的真理。
- 引入藍色光，使人____保持冷靜並做出明智的決定。

- 將藍色光注入我正值青春期的小孩，讓他的行為更成熟。
- 傳送藍色光來安撫我憤怒的青春期小孩。
- 傳送藍色光來安撫我嚎哭的寶寶／小孩。
- 傳送藍色光使人____平靜下來。
- 傳送藍色光來穩定這種（不穩定的）情況。
- 發送藍色光來停止打架。
- 向警察傳送藍色光（以緩和緊張局勢）。

脈輪

- 將藍色光引入第三眼，以便看見靈性的真理。
- 將藍色光傳送到第三眼，以增強我做出最明智選擇的能力。
- 用藍色光增強我的第三眼，在這種情況下採取更明智、更成熟的行動。

健康

- 將藍色光傳送到我的腦下垂體，使我的經期規律。
- 將藍色光傳送到我的腦下垂體，以幫助我勃起。
- 將藍色光傳送到我的腦下垂體，以緩解更年期的熱潮紅。
- 將藍色光傳送到我的腦下垂體，以幫助平衡我的情緒。
- 將藍色光傳送到我的腦下垂體，以減輕疲勞。
- 傳送藍色光到我的松果體，更新我的睡眠週期。
- 傳送藍色光到我的松果體，產生褪黑激素。
- 引入藍色光，以使____平靜下來。
- 傳送藍色光充滿房間，讓我睡得更安穩。
- 夜間擴大我氣場中的藍色光，以幫助我入睡。
- 傳送藍色光，來減少我的焦慮。
- 傳送藍色光，來平靜我過度活躍的大腦。

紫色光概述

紫色光與連結更高的靈性層次、知識的追求和離世有關。可用它來協助靈性覺醒、靈性治療、靈知、腦力活動 —— 特別是那些抽象和靈性上的。

過多的紫色光會導致躁狂、失眠和其他過度活躍的精神失衡問題。

它是生命末期過渡的能量。

可用它來治癒身體的神經系統，包括大腦、耳朵和眼睛。

它是頂輪的能量。

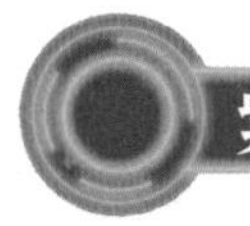

紫色光：靈擺指令範例

一般

- 增強紫色光以加強我與神靈的連結。
- 用紫色光為我的靜心冥想注入能量。

- 當我進行入神儀式時增加紫色光能量的流動。
- 增加我的紫色光流動，讓我能夠解讀神聖的經文。
- 擴大紫色光讓我能夠明白並解決這個問題。
- 優化紫色光的流動，讓我可以解開這些數學／工程問題。
- 當我祈禱時，讓完美的紫色光流向我。
- 增強紫色光，使這個宗教儀式具有靈性上的意義。

脈輪

- 降低進入頂輪的紫色光流量（緩解躁狂、失眠和其他過度活躍的心理活動問題）。
- 降低頂輪的紫色光使頭腦平靜。
- 傳送紫色光來協助（連結到更高的靈性層次、靈性覺醒、精神治療、靈知）
- 增加頂輪的紫色光來緩解離世過渡時的障礙。
- 傳送紫色光到頂輪，幫助治癒身體的神經系統，包括大腦、耳朵和眼睛。

健康

- 傳送紫色光至大腦以促進癒合。
- 傳送紫色光至眼睛以促進癒合。
- 傳送紫色光至神經系統以促進癒合。
- 發射紫色光有助於減輕創傷後壓力症候群（PTSD）。
- 吸引紫色光以緩解人類____的臨終過渡。

白色光概述

白光包括整個可見光譜的所有顏色，它可以均衡的刺激，因此具有一定程度的中性或整體平衡效果。

可用它來溫和地刺激、淨化和補充能量。

一般

- 發出白色光來淨化我的氣場。

- 向（受傷部位）傳送白色光。
- 傳送白色光以促進康復和健康。
- 傳送白色光來平衡我的能量場。

黑色光概述

黑色會吸收或不反射所有光。

用它來平靜、消除活力和放慢速度。

它是釋放與靈界的能量。

一般

- 傳送黑色光以使人____平靜下來。
- 傳送黑色光平息事件。
- 傳送黑色光來減緩事件的發生。

- 傳送黑色光消除這種情況。
- 黑色光幫助我放下這些想法。
- 用黑色光加強我與靈界的連結。

健康

- 傳送黑色光平靜心靈。
- 傳送黑色光以鎮靜燒傷部位。
- 傳送黑色光來平復受傷部位。
- 傳送黑色光以減緩感染的傳播。
- 傳送黑色光以退燒。
- 增強黑色光以減輕疼痛。
- 用黑色光注入氣場，使人平靜下來。
- 傳送黑色光以減緩傷口／月經等的血流。

灰色光概述

灰色能量是白光（反射）和黑色（吸收）的交替。用它來和緩地結束或消除事物，取代剪斷能量索的過時做法。

它清除舊的，為新的開路。它非常適合播下新的意圖種子，這些種子隨後會變成現實。

作為一個中斷訊號，它允許新的電位在信號產生的「間隙」中占據一席之地。

這也是完美的壓力測試，能幫助它們變得更強大，或者在不健全的情況下和緩地結束它們。

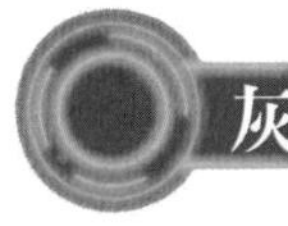

灰色光：靈擺指令範例

一般

- 現在就傳送灰色光來清除我混亂的過去。
- 現在傳送灰色光消除身體的不適。

- 我現在傳送灰色光給我生命中的____。
- 我傳送灰色光給我和____之間的關係。
- 將強大的灰色光傳送到我和____之間的能量索上。
- 我傳送灰色光把這個問題解決了。
- 我傳送灰色光，讓它失敗不成功。
- 傳送灰色光給我與____之間的關係。
- 我傳送灰色光能得到這份工作。
- 我發送了灰色光給自己，讓我繼續在這裡工作。
- 我傳送灰色光至我的婚姻。
- 用灰色光為我的婚姻注入活力。
- 我傳送灰色光給我與（男朋友／女朋友）之間的關係。
- 我傳送灰色光給（你想要顯化的）。
- 我傳送灰色光給（你不確定的）。
- 我傳送灰色光給（你想要結束的）。

健康

- 我傳送灰色光給（無論是什麼引起的疾病）。

- 引入灰色光以幫助（有生命的生物）平靜的過渡離世。
- 傳送灰色光，經歷身體健康。
- 傳送灰色光給這種疾病的體驗。

性與受孕

- 將灰色光注入子宮，清除先前懷孕的能量。
- 傳送灰色光來為我受孕做準備。
- 傳送灰色光以便能受孕。
- 在月經期間為我的子宮注入灰色光。

引用文獻：
阿布拉克薩斯，2022《深奧的太陽：解開煉金術、魔法和神聖符號的祕密》。

13. 溝通

溝通是人類互動的重要一環，因為它涉及信息、想法和情感的交流。它在人際關係、職場環境和社交互動中發揮至關重要的作用。

有效溝通的關鍵要素之一是能夠清晰、簡潔地表達自己的意思，確保準確傳達預期訊息。療癒喉輪來促進這個過程是有益的。

此外，積極傾聽是有效溝通重要的一部分。這不僅需要聽到對方所說的話，還需要理解並回應他們的訊息。透過積極傾聽，個人表現出尊重和同理心，這有助於培養更牢固的聯繫和關係。

一些簡單的靈擺指令可以幫助你清晰地溝通。

- 使我與____（說話者）保持一致。
- 讓我與他人的話語協調一致，以便我理解他們想說的內容。
- 增強我清晰溝通的能力。
- 提高我清楚表達需求的能力。
- 提升我用人們可以理解和回應的方式清楚地表達我需求的能力。
- 增強我對別人說什麼的好奇心。
- 創造彼此理解。
- 抵抗我任何混淆的傾向。
- 消除任何我必須聽清楚的障礙。
- 增強我喉輪的力量。
- 協調溝通一致。
- 讓我和____（說話者）和諧一致。
- 與____（你想溝通的人）和諧我的言語。

- 和諧我的溝通能力。
- 和諧對話的流程。
- 我現在是個很好的溝通者。
- 在最符合我的利益下，我會保持沉默。
- 我嘗試真實地感受和理解他人。
- 我可以輕鬆談判。
- 我經歷了清晰的溝通。
- 我知道如何成功的解決衝突。
- 我先傾聽再發言。
- 我現在消除了任何阻礙我能清晰溝通的想法或感覺。
- 我現在體驗到清晰的溝通。
- 我現在以健康的方式解決衝突。
- 我完美地回應。
- 提升我從人們的肢體語言中準確接收訊息的能力。
- 改善____和____之間的關係。
- 提高我提出問題的能力，以澄清我需要了解的內容。
- 提升我接觸他人肢體語言的能力。
- 提高與我交流的每個人的意識。

- 增加理解。
- 加強我說話的清晰度。
- 激發清晰溝通的能力。
- 使我與____的溝通更有效率。
- 提高傾聽能力到最高水平。
- 讓別人能聽到我的聲音至最高水平。
- 將混淆轉化為理解。
- 調整語氣以便別人聽見我的聲音。
- 我的肢體語言顯示我平易近人並且對其他人所說的話感興趣。
- 消除任何無法清晰溝通的障礙。
- 消除任何誤解。
- 消除____和____之間的不和諧關係。
- 改善我清晰溝通的能力。
- 改善我選擇的用詞。
- 減少人們聽我講話時的困惑。
- 傳送藍綠色光給我，以便清楚表達自己。
- 傳送灰色光給我，任何障礙我可清楚表達自己的能力。

- 協同我們的溝通。
- 協同我們的溝通能力。
- 增強我的談話技巧。
- 我很容易說出正確的話。
- 讓我變成一個積極的傾聽者。
- 將負面的想法、情緒和記憶轉化為中性的想法、情緒和記憶。
- 消除任何混淆。
- 我們在家庭中體驗到有效的溝通。
- 我們在工作場所體驗到有效的溝通。
- 我們在朋友圈中體驗到有效的溝通。

14. 水晶療癒與水晶網格

利用水晶、礦石和寶石來促進身體、情緒和精神的治療。這種做法基於這樣的信念：每個水晶都有獨特的能量和振動頻率，可以與身體相互作用，恢復平衡並促進整體健康。人們認為每顆水晶都會發出獨特的能量頻率，可以與身體、想法和精神的各個方面產生共鳴並產生影響。

在水晶治療過程中，治療師將水晶放置在身體或身體附近以刺激治療。水晶的選擇是按其各自的特性和療程想要達到的結果而定。

水晶治療師還可以利用其他技巧，例如水晶網格（或稱水晶陣）來增強和放大能量，以及水晶權杖來有效地引導和集中能量。

靈擺指令可用於增強水晶療程並改善水晶療程的整體結果。

水晶靈擺指令

- 增強該水晶的治療效果。
- 擴大此水晶的力量。
- 增強此水晶的力量。
- 提高此水晶的力量。
- 增強該水晶的能力（做你想讓它做的事）。
- 集中該水晶的力量發揮最大的治療功效。
- 將這個水晶連接到地球的水晶網格。
- 為這塊水晶注入能量。
- 使該水晶的能量與（你想要的）協調一致。
- 使這些水晶相互協調。
- 使這個水晶與我協調一致。
- 我見證完成了最佳的水晶網格。
- 我見證自己選擇了完美的水晶。
- 增加該水晶的力量。
- 向這個水晶網格注入____的能量。

- 讓這個水晶充滿愛。
- 強化該水晶的效果。
- 強化這個水晶的力量。
- 吸引這個水晶網格的療癒力量。
- 擴大該水晶的能量。
- 使這個水晶網格達到最大的效能。
- 清除任何對該水晶網格運作的障礙。
- 清除水晶治療過程中的任何障礙。
- 清除該水晶上的任何有害能量。
- 優化這個水晶網格的能力（你想要的）。
- 優化該水晶的能力（你想要的）。
- 優化該水晶的能量。
- 優化該水晶的治療效果。
- 提升該水晶的能量。
- 增強這個水晶網格。
- 增強這個水晶。
- 協同加強這個水晶網格的運作，以獲得最大功率。
- 讓這個水晶與我協同工作。

- 這個水晶增強了（你想要增強的）。
- 這個水晶網格增強了（你想要增強的）。
- 這個水晶網格強化了（你想要強化的東西）。
- 這個水晶網格弱化了（你想要弱化的）。
- 這個水晶療法是為了所有人的最高利益而作用。
- 這個水晶可在所有人的最高利益幫助我。
- 該水晶可以強化（你想要強化的東西）。
- 該水晶會弱化（你想要弱化的）。

15. 顧客服務

我第一次意識到靈擺指令確實有效是在一次與顧客服務人員的互動過程中發現的。當時我妻子的手機需要修理，她讓我在去修理之前執行一些靈擺指令。在現場我們看到服務人員拒絕了其他顧客修理的要求，但服務人員卻愉快地接受了她的手機進行維修。然而，當她收到手機時，手機卻無法開機。他們毫不猶豫地決定免費更換一部價值數百美元的全新手機。她轉向我說：「哇，靈擺指令真的有用！」

除了使用靈擺指令之外，我在與顧客服務人員打交道時還建議以下技巧：

1. 保持友好和禮貌，善意和尊重地對待協助你的人會很有幫助。有時，他們甚至可能會加倍努力來幫助你，因為大多數人往往很粗魯。
2. 如果未達到你所願，請強調你作為顧客的忠誠度。如果這是真的，這有時可以幫助扭轉局面，對你有利。

3. 如果你無法取得任何進展，請嘗試打電話與其他客服人員交談。有時，新的視角可以帶來解決方案。
4. 向熟悉特定公司顧客服務系統的人尋求協助。例如，找到一位精通技術的人，他可以幫助你找到顧客服務聯絡資訊並指導你如何聯絡他們。有時這會有一些挑戰性。

使用以下靈擺指令來協助你。我見證了在獲得這些指令的幫助下取得的驚人效果。

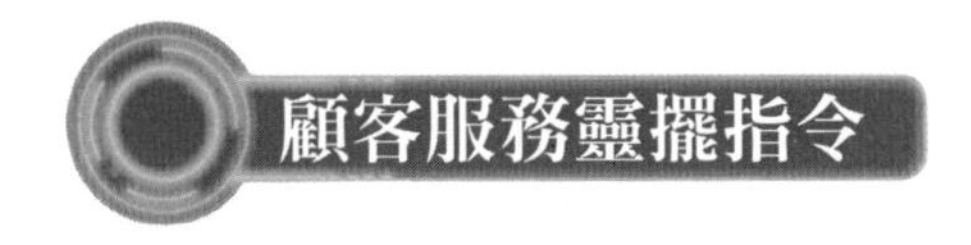

- 將此通話／聊天／互動與最好的顧客服務人員一致幫我。
- 提高我在這次電話上清楚解釋我需求的能力。
- 提升我在公司眼中的地位，好讓他們願意幫助我解決這個問題。

- 協調我與顧客服務人員的關係。
- 我體驗到了解決這個問題的最好方案。
- 我消除了任何障礙我想要或感覺獲得全額退款。
- 我現在解決了任何障礙我想要或感覺獲得顧客服務。
- 我現在解決了任何障礙我想要或感覺這個問題會得到解決。
- 我將獲得全額退款。
- 我見證自己獲得全額退款。
- 我見證自己找到了最好的顧客服務人員來幫助我解決這個問題。
- 我見證了這次通話／聊天／互動為我帶來了最高的利益。
- 我見證了這個問題得到快速、公平的解決。
- 現在就吸引完美的解決方案。
- 消除我語氣／措辭中的任何憤怒。
- 消除他們退款給我或解決問題的任何擔憂。
- 優化我聯繫顧客服務並解決此問題的能力。
- 將這個人的意識提升到最高水平，有助於解決這個問題。

- 將藍綠色光傳送給顧客服務人員。
- 傳送灰色光到任何阻止此問題解決的阻礙。
- 向參與本次通話的所有已知和未知的人致以關懷。
- 增強我解決這個問題的能力。
- 現在這個問題將會得到解決。
- 克服解決這個問題的任何障礙。

16. 戀愛約會

對於所有年齡層和性別的人來說，約會可能都具有挑戰性。在當今的數位時代，大多數人依靠電腦和手機應用程式來尋找潛在的伴侶，這可能是一種令人沮喪的經歷。本章節旨在幫助你使用靈擺指令提高約會成功率。此外，我也建議考慮以下現實世界的意見，以增強你的約會體驗。

1. 只要有可能，試著親自與人見面，而不是在網路上。考慮一下你喜歡的活動，並嘗試透過這些共同興趣結識潛在的伴侶。
2. 如果你是女性，請了解你可以輕鬆吸引許多約會對象，尤其是透過約會網站。然而，這些不一定會帶來高品質的連結。選擇約會對象時，不要只考慮外表。有許多傑出的男人經常被忽視，因為他們在吸引力方面可能被認為處於平均水平或略低於平均水平。雖然你可能能夠與有魅力的人一起度過愉快的時光，但他們可能對長期承諾不感興趣。不要專注於表面的品質，而是尋找一個人顯現有愛心和良好品格的基本特質。一旦你找到這樣的男人，他會是忠誠的、有愛心的，是個很好的伴侶。

3. 如果你是一個相貌平均或低於平均水平的人，請了解你在約會世界中面臨的挑戰。為了增加約會的機會，你需要努力自我完善並優先考慮自己的生活，而不是只專注於約會。定期運動、培養興趣、爭取財務穩定、努力培養良好的社交技能、有效的溝通和整潔的外表。這些因素將使你更具吸引力並增加找到愛情的可能性。

4. 最後，了解自己的心理狀況並在必要時考慮尋求治療也很重要。反思你的依附類型、愛之語類型和共依存傾向。花時間研究自己並分析過去的關係，以確定個人成長的領域。考慮治療、自助資源和精神內省來改善你的內在自我。如果你發現自己一再選擇錯誤的伴侶，那麼重要的是要認識到問題在於你自己而不是他人。努力改進，正面的成果就會隨之而來。

5. 最後一點是確保在你們的關係中保持男性和女性能量的平衡。如果雙方都過度偏向某一方，那麼這種關係可能會受到影響。如果你認為自己是男性，那麼在關係中體現男性特徵很重要，對於那些認為自己是女性的人來說也是如此。避免在這段關係中做出與你的性別認同相矛盾的行為，除非你希望這段關係結束。

讓靈擺引導你進行這些努力，並祝你在約會之旅中一切順利。

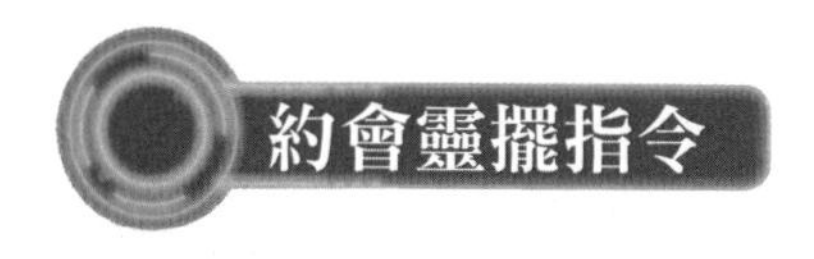

- 增強我辨識和建立戀愛關係的能力。
- 增強活力，讓我有段活躍的關係。
- 消除我與伴侶爭論時，希望自己總是對的。
- 取消我的伴侶對我是誰的投射。
- 減少我對伴侶的依賴，成為我的一切。

- 讓我選擇伴侶多樣化，以便找到不同類型且對我好的人。
- 協調我與____的關係。
- 我表現得像個男人。
- 我表現得像個女人。
- 我擁抱（男性或女性）傾向。
- 在人際關係中保持我的（男性或女性）結構，以保持應有的傾向和性吸引力。
- 我現在吸引完美的人來建立戀愛關係（例如約會、結婚等）。
- 我現在擁抱我的女性本質。
- 我現在擁抱我的男性本質。
- 我在這段關係中，有勇氣作真實的自己，並要求我想要的。
- 我想要在戀愛關係中。
- 我現在把自已的心態放在我可以找到一個很棒的伴侶。
- 我現在解決了任何想要或感覺上的障礙，我可以吸引完美的戀愛伴侶。

- 現在，我解決了所有想要或感覺的障礙，讓我吸引到完美的約會對象。
- 我現在解決了任何我想要或感覺的障礙。我可以吸引完美的人來建立戀愛關係（例如約會、婚姻等）
- 我現在解決了任何想要或感覺的障礙，我可以發展興趣、愛好等，這將使我對理想的戀愛伴侶更具吸引力。
- 我現在清楚地看到我的過往約會歷史，明白了我何時做出了正確的選擇。
- 我現在清楚地看到了我過往的約會歷史，明白為什麼我做了錯誤的選擇。
- 我現在明白了我以前的關係哪裡出了問題。
- 我現在見證自己正在學習尋找完美戀愛伴侶所需的知識。
- 我在沒有投射的情況下清楚地看到我的伴侶。
- 在戀愛關係中，我永遠會作真實的自己。
- 在戀愛關係中我不會表現得女性化（這是給男士的）。
- 我不會為了取悅別人而改變。
- 我見證了我們在第一次爭吵後加強了我們的關係。

- 如果這段關係符合我的最高利益，那麼現在它已經很牢固。
- 如果這段關係不符合我的最高利益，那麼現在就結束。
- 提升我在人際關係中作真實自我的能力。
- 提高我的意識到最高水平，以便我知道在一段關係中真正想要什麼。
- 增加與人巧遇的次數，吸引完美伴侶來建立戀愛關係（例如約會、婚姻等）。
- 我的吸引力，引來完美的戀愛伴侶。
- 為我吸引完美的約會。
- 吸引完美的約會。
- 吸引完美的人來建立戀愛關係（例如約會、結婚等）。
- 將完美的人吸引到我的約會資料中。
- 為我吸引完美的戀愛伴侶。
- 增強我更清楚地看到在人際關係中的選擇所帶來後果的能力。
- 極大化提高我看到危險信號的能力。
- 消除我必須吸引完美約會的任何障礙。

- 消除我必須吸引完美戀愛伴侶的任何障礙。
- 消除阻礙我必須找到一個符合我和所有人最高利益的伴侶。
- 消除我和____之間的任何負面想法、情緒和記憶。
- 消除我無論是否在戀愛關係中必須做自己的障礙。
- 消除戀愛關係中任何自我毀滅的傾向。
- 消除我破壞健康關係的傾向。
- 優化我在戀愛關係中做出正確選擇的能力。
- 提高我的意識，以便我找到與完美的人建立戀愛關係（例如約會、婚姻等）的途徑。
- 提升我的意識到最高水平，這樣我才能看到這段關係是否真的對我有好處。
- 阻止我傾向選擇有毒的戀愛伴侶。
- 阻止創造家庭關係失常的傾向。
- 傳送藍綠色光來吸引完美的人來建立戀愛關係（例如約會、結婚等）。
- 傳送藍綠色光讓我行動起來，這樣我就能吸引完美的伴侶。

- 傳送藍綠色光，以極大化發揮我的男子氣概。
- 傳送藍綠色光給自己，用不同的標準選擇戀愛的伴侶。
- 傳送藍綠色光到我們之間的能量索上。
- 傳送灰色光給我以前關係中現在阻礙我的任何有毒殘留物。
- 傳送灰色光能量到我之前關係的任何有毒殘餘物，它現在仍然束縛著我。
- 傳送灰色光到相思病。
- 傳送灰色光到這段關係，以確定它是否真的對我有利。
- 阻止我在一段關係中必須成為另一個人的傾向。
- 增強我客觀看待人際關係的能力。
- 如果符合所有相關人的最高利益，這段關係就會成功。
- 傳送灰色光到我尋求一段戀愛關係時，再次造成我的家庭失常。
- 克服任何我能清楚地看到我在關係中想要什麼的障礙。

17. 牙齒保健

定期進行牙科檢查對於保持口腔健康至關重要。你的牙醫可以及早發現可能的問題，並且你可以獲得有關問題持續的指導和預防性護理的建議。

定期刷牙、使用牙線和營養飲食等家庭口腔衛生習慣也極為重要，它與專業的牙科護理相結合，可以保持口腔和牙齒的良好狀態。你也可以使用靈擺指令來幫助，協助你的口腔健康。靈擺指令可以使牙科就診不那麼可怕，並且具有更好的體驗和結果，從而提高工作效率。

這裡有一些靈擺指令可以幫助你進行牙科護理。

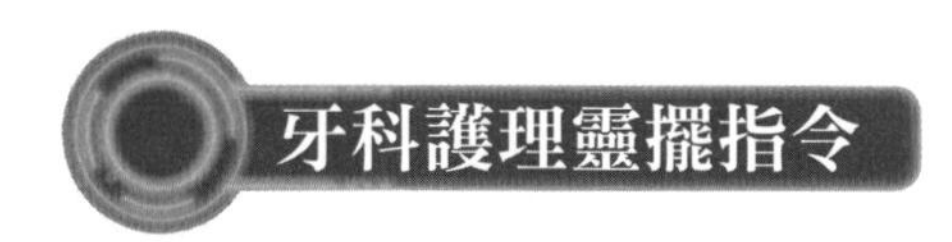

焦慮

- 用平靜來平衡焦慮。
- 減輕我的焦慮。
- 降低我的焦慮程度。
- 減少我的焦慮程度。
- 減輕對牙科治療的恐懼／焦慮程度。
- 減少焦慮。
- 讓我接地氣，這樣我就不那麼焦慮了。
- 我接受生活的不確定性。
- 這一刻我體驗到了平靜。
- 我放鬆。
- 我相信這個牙科手術會成功。
- 我發現自己在牙科手術過程中不再那麼焦慮。
- 將我的壓力／焦慮降至最低的程度。
- 現在放鬆點。

- 延緩我的焦慮。
- 將我的壓力／焦慮減輕到最低的程度。
- 克服我焦慮的根源。

黏合

- 硬化黏合樹脂。
- 我見證了我的牙齒在黏合過後正常無誤。
- 我見證了這種黏合正確地成型。
- 我見證了牙醫挑選與我牙齒顏色相符的樹脂。
- 我見證了這些黏著劑在我的牙齒上。
- 我見證了這些牙齒黏合持續了多年。
- 我見證了這種黏合劑與我的牙齒相匹配。
- 提高牙醫及助手的意識到最高水平，以便他們選擇正確的牙科黏合劑顏色。
- 儘量加強黏合材料黏附在牙齒上的能力。
- 儘量加強牙醫調整黏合材料的能力。
- 儘量加強黏合我的牙齒的療效。

- 手術後我的笑容會看起來很自然。
- 我的牙齒不會被黏合樹脂擠壓。
- 消除黏合牙齒帶來的任何疼痛。
- 優化樹脂的入模和成型，使結果看起來自然。
- 提高牙醫的意識，以便他為我的牙齒做好黏合準備。
- 傳送藍綠色光以正確地硬化黏合樹脂。
- 傳送藍綠色光來見證牙齒黏合完美地硬化。
- 傳送藍綠色光見證我的牙齒黏合完美地癒合。
- 黏合樹脂將正確癒合。
- 牙醫會正確地拋光我的牙齒。
- 這種牙齒黏合的結果看起來會令人驚嘆。
- 這個牙齒黏合過程將為我帶來最大的好處。

牙齒矯正器——矯正

- 矯正我的牙齒，使它們間距均勻。
- 矯正我的牙齒，使它們不擁擠。
- 矯正我的牙齒，使它們沒有間隙。

- 矯正我的牙齒，使它們筆直。
- 改變我的牙齒咬合的方式。
- 平衡我下巴狹窄的傾向。
- 減輕我下巴的緊張感。
- 減少舌頭、嘴唇和臉頰內部的刺激。
- 讓我的舌頭、嘴唇和臉頰內部與牙齒矯正器協調一致。
- 讓牙齒矯正器與我的嘴巴協調一致。
- 我現在消除了想要或感覺我的微笑是健康的障礙。
- 我現在消除了想要或感覺我的微笑正常發揮作用的障礙。
- 我現在消除了想要或感覺微笑會改善我外表的障礙。
- 我現在消除了想要或感覺牙齒正確吻合的障礙。
- 我現在解決了想要或感覺牙齒整齊的任何障礙。
- 我現在解決了想要或感覺牙齒排列的任何障礙。
- 我現在解決了想要或感覺我的牙齒間隔均勻的任何障礙。
- 我現在解決了想要或感覺我的牙齒在取下牙齒矯正器後仍保持筆直的障礙。

- 我現在解決了想要或感覺牙齒矯正器將有助於修復我牙齒的障礙。
- 我現在解決了吃飯的任何困難。
- 我見證了戴牙齒矯正器是為了我的最高利益。
- 我見證了為我的最高利益而矯正牙齒。
- 我見證我的口腔健康。
- 我見證了我的牙齒移動到位。
- 我見證了我的牙齒在取下牙齒矯正器後仍然保持整齊。
- 我見證了我的牙齒矯正了。
- 我見證了自己選擇了最好的牙齒矯正器。
- 我見證自己擁有健康的微笑。
- 我見證自己擁有燦爛的笑容。
- 我見證了牙齒矯正改善了我的笑容。
- 我見證了牙齒矯正醫師沒有傷害我的舌頭、嘴唇和內側臉頰。
- 我見證了牙齒矯正醫師矯正了我的牙齒。
- 我見證了牙齒矯正器鎖緊是為了我的最高利益。
- 我見證了斷裂的牙齒矯正器或托架很容易被修復。

- 我見證了斷裂的牙齒矯正器或托架在我的最高利益下完成修復了。
- 我見證了這個矯正治療在我的最高利益下完成了。
- 我見證了這個療程在我的最高利益下完成了。
- 我見證了這種鎖緊牙齒的工作在我的最高利益下完成了。
- 改善我的微笑健康。
- 減少我的舌頭、嘴唇和內頰的刺激。
- 減輕我下巴的疼痛。
- 激發健康的笑容。
- 引入治療我的牙齒和牙齦。
- 牙齒矯正後我的臉會好看一些。
- 我的下巴會完美地自我重塑。
- 我的嘴巴現在看起來很完美。
- 我的嘴巴的功能現在很好。
- 我的牙齒會自行對齊並正確地組合在一起。
- 消除牙醫師修復我牙齒時遇到的任何障礙。
- 消除任何進食困難。

- 消除牙齒矯正器帶來的任何不適。
- 消除舌頭、嘴唇和內頰的任何刺激。
- 清除任何幻（假）痛。
- 消除因摘除牙齒矯正器而造成的任何創傷。
- 清除下巴疼痛。
- 清除暫時的不適。
- 清除一般牙齒矯正器鎖緊後造成的疼痛。
- 清除「歪斜」牙齒造成的牙垢。
- 清除牙齒移動帶來的創傷。
- 消除牙齒矯正器對我口腔造成的創傷。
- 消除鎖緊牙齒矯正器帶來的創傷。
- 消除我臉上的創傷。
- 消除我的舌頭、嘴唇和內頰的創傷。
- 消除口腔創傷。
- 改善我的笑容。
- 改善我的舌頭、嘴唇和內頰的癒合過程。
- 改善癒合過程。
- 提高我的牙齒矯正醫生的意識到最高的水平。

- 提高所有參與我的牙科工作的護理人員和輔助人員的意識到最高水平。
- 減少不必要的出血和牙齦感染。
- 使我的舌頭、嘴唇和內頰重新生長。
- 阻止我的牙齒歪斜的力量。
- 傳送藍綠色光，以便擁有健康的笑容。
- 傳送藍綠色光到我的牙齒，使其就定位。
- 傳送藍綠色光讓我摘掉牙齒矯正器後維持矯正的結果。
- 傳送藍綠色光到我的牙齒和牙齦。
- 傳送藍綠色光給矯正牙齒醫生來修復我的牙齒。
- 傳送灰色光到我正確咬合的牙齒。
- 傳送灰色光給任何阻止我的牙齒正常移動的東西。
- 傳送灰色光到鎖緊牙齒矯正器後感到的疼痛。
- 牙齒矯正器可以矯正我的牙齒。
- 牙齒矯正器會減少我牙齒的間隙。
- 牙齒矯正器可以快速有效地完成這項工作。
- 牙齒矯正器可以緩解我牙齒的擁擠。
- 移除牙齒矯正器的手術在我的最大利益下完成了。

- 使我的牙齒和牙齦充滿活力。

牙橋

- 牙橋安裝後，降低對它的敏感度。
- 我的嘴巴與牙橋協調一致。
- 我現在解決了任何我想要或感覺牙橋會成功的障礙。
- 我見證了牙醫完美地安裝了我的牙橋。
- 我見證了牙齒的處理只造成微小傷害。
- 我和牙醫將確定我需要的正確類型牙橋。
- 清除麻醉的任何有害影響。
- 清除整修牙齒帶來的任何疼痛。
- 消除牙橋造成的創傷。
- 消除臨時牙橋造成的創傷。
- 提高製作牙橋者的意識，讓我的牙橋達到最高水準。
- 傳送藍綠色光獲得準確的牙齒印模。
- 牙橋將完全黏合在我的牙齒上。
- 最終版的牙橋將會非常合適。

- 臨時牙橋將被輕鬆拆除。
- 臨時牙橋非常合適。

蛀牙

- 我現在解決了想要或感覺可以保持無蛀牙的障礙。
- 我見證了氟化物治療可以治癒蛀牙並預防新的蛀牙。
- 我見證了這些蛀牙透過牙科手術被修復。
- 提高牙齒逆轉蛀牙的能力到最高點。
- 清除對蛀牙補牙材料的任何過敏。
- 清除任何來自蛀牙的疼痛。
- 清除新蛀牙的生長。
- 傳送藍綠色光來恢復我的琺瑯質。
- 傳送灰色光來清除蛀牙。
- 傳送藍綠色光以恢復琺瑯質。

洗牙

- 讓清潔牙齒與我的口腔協調一致。
- 我現在解決了任何我想要或感覺牙齒可以正確清潔的障礙。
- 我會找到一個最好的人來清潔我的牙齒。
- 我見證了我的牙齒被正確清潔。
- 我見證了牙齒助手正確地清潔、拋光和使用牙線清潔我的牙齒，去除硬化的牙菌斑、牙垢和細菌。
- 引入最好的牙齒清潔方法。
- 消除因清潔牙齒而產生的任何疼痛或敏感。
- 消除清潔牙齒造成的任何創傷。
- 提高牙齒助手的意識，能正確清潔、拋光和使用牙線清潔牙齒。

牙冠

- 降低牙齒敏感度。
- 我見證了我的牙冠可以使用多年，沒有任何問題。

- 我見證了我的訂製牙冠完美貼合。
- 我見證了牙醫將牙齒正確處理好以便做牙冠。
- 我見證了牙齒技工一次到位為我製作了完美的牙冠。
- 我的牙醫會完成最佳的印模來製作齒模。
- 我的牙醫會製作完美的臨時牙冠。
- 消除牙冠帶來的任何不適。
- 清除磨牙齒帶來的任何疼痛。
- 消除臨時牙冠移除造成的創傷。
- 清除磨牙齒造成的創傷。
- 當我的牙醫為我磨牙冠時，提升他的意識到最高水平。
- 將牙科技工的意識提高到最高水準。
- 傳送藍綠色光以獲得準確的牙齒印模。
- 傳送灰色光能量，以獲得正確的牙齒印模。
- 傳送愛給牙科技工。
- 一次到位完美製作牙冠。
- 牙冠將與牙齒完美黏合。
- 牙醫會找到與我的牙齒相匹配的最佳顏色。
- 牙醫只會去除最少量的琺瑯質就能成功安裝牙冠。

- 數位掃描器將為我的牙齒留下準確的印模。
- 取下臨時牙冠時不會有任何疼痛。
- 輕鬆而愉快地，我的牙齒印模第一次就準確且有效。

牙醫

- 和諧我和牙醫的關係。
- 我現在解決了我的牙醫想要或感覺他們可以成功完成手術的任何障礙。
- 我見證了我的牙醫做得非常出色。
- 我的牙醫會為我推薦完美的手術。
- 消除我的牙醫對自己能力的任何懷疑。
- 消除我們之間的任何負面想法、情緒和記憶。
- 提升我的牙醫的意識到最高水平。
- 傳送藍綠色光給我的牙醫讓他完成非常棒的工作。
- 傳送灰色光能量給我的牙醫，如果他犯了任何錯誤。
- 傳送愛給我的牙醫。
- 增強我的牙醫治療我的能力。

牙科助理

- 根據我的需要調整牙科助理／技術人員／護理師。
- 和諧我與牙科助理的關係。
- 我見證了牙科助理提供的優質服務。
- 消除我和牙醫助理之間的任何負面想法、情緒和記憶。
- 提高牙科助理的意識到最高水準。
- 傳送愛給牙科助理。

牙醫診所

- 將牙醫診所的能量改為藍綠色光。
- 讓牙醫診所充滿愛。
- 和諧牙科診所中每個人的關係。
- 增強醫生和工作人員完成出色工作的意願。
- 消除牙科診所中的任何創傷。
- 將愛和療癒傳遞給牙科診所的每個人。
- 增強牙科診所的治療氛圍。
- 逐漸減少牙科診所的壓力和憂慮。

- 將憂慮的能量轉化為平靜。

假牙

- 降低對假牙的敏感度。
- 讓我的假牙和我的口腔協調一致。
- 我現在解決了任何我想要或感覺我可以戴假牙的障礙。
- 我見證了我的假牙製作完美。
- 我見證我的假牙看起來很自然。
- 我見證了我的假牙裝進去了。
- 我見證自己找到了完美的假牙黏合劑。
- 我第一次見證了牙科模型的製作完美。
- 我見證了牙醫製作完美的牙齒印模。
- 提升我用假牙清晰說話的能力。
- 我的假牙非常適合。
- 消除任何為我製作完美的牙齒模型的障礙。
- 消除戴假牙帶來的任何不適。
- 將牙科技師的意識提升到最高點。

- 傳送藍綠色光以獲得完美的牙齒印模。
- 傳送藍綠色光讓我戴上假牙感到舒適。

補牙

- 使補牙材料與我的牙齒協調一致。
- 我見證了我的補牙結果非常完美。
- 我見證了補牙後持續維持多年。
- 提高補牙材料和牙齒之間的黏合效果。
- 消除補牙過程造成的創傷。
- 提升我的牙醫意識到最高的水平。
- 將牙科技師的意識提升到最高點。
- 傳送藍綠色光成功清除所有的蛀牙。
- 傳送藍綠色光使補牙工作達到完美。
- 牙醫將成功移除所有蛀牙。

氟化物治療

- 我見證了氟化物重新礦化我的琺瑯質。
- 我見證了氟化物減緩了脫礦質的過程。
- 我見證了這種氟化物治療為我帶來了最大的好處。
- 擴大氟化物的治療效果。
- 提高氟化物防止蛀牙細菌生長的能力。
- 減少氟化物引起的牙齒變色。
- 清除氟化物治療引起的任何有害影響。
- 氟化物可以逆轉蛀牙。

牙齦

- 我見證了我的牙齦痊癒了。
- 我見證了我的牙齦癒合。
- 引入治療能量到我的牙齦。
- 清除對牙齦的任何有害影響。
- 傳送藍綠色光到我的牙齦。
- 傳送灰色光給牙齦中的任何有害細菌。

- 將紅色光能量傳送到我的牙齦。

根管

- 和諧古塔膠（牙齒填充劑）與我的牙齒。
- 和諧根管與我的口腔。
- 我見證了牙冠製作非常完美。
- 我見證了牙醫只磨了所需的最小範圍就成功完成療程。
- 我見證了臨時補牙很成功。
- 我見證了根管治療結果是對我最大的好處。
- 儘量減少根管治療對我的口腔造成的創傷。
- 清除古塔膠的任何有害副作用。
- 清除麻醉的有害副作用。
- 清除根管治療的有害副作用。
- 不會有細菌進入我的牙齒。
- 提高我的牙醫或根管專科醫生的意識到最高水平。
- 牙冠安裝一定會成功。
- 牙冠會保護我的牙齒。

- 牙科 X 光檢查可以準確地顯示蛀牙的程度。
- 牙醫將成功移除我牙髓腔內的神經、血管和組織。
- 空的牙髓腔將被正確補滿。
- 牙髓腔和根管得到有效的清潔和消毒。

牙齒美白

- 減少牙齦刺激。
- 降低牙齒敏感度。
- 我會選擇最適合我的美白療法。
- 我見證了牙齒美白對我的最大好處。
- 儘量減少牙齒的敏感度。
- 清除牙齒美白的任何有害影響。
- 傳送藍綠色光讓我的牙齒美白完美。

拔牙

- 和諧缺牙與下顎。

- 我見證下巴和嘴巴在沒有牙齒的情況下感覺很好。
- 我見證了牙醫成功地拔掉了我的牙齒，沒有任何併發症。
- 我見證了拔牙過程很順利。
- 消除拔牙帶來的創傷。
- 優化拔牙。
- 傳送藍綠色光到我的牙齒上，以便輕鬆拔除。

牙罩冠（植牙手術後戴在牙齒外面）

- 和諧牙罩冠與我的牙齒。
- 我見證了牙罩冠很舒服。
- 我見證了牙罩冠對我的最大好處。
- 清除牙罩冠帶來的任何疼痛或敏感。
- 消除因牙罩冠造成的任何創傷。
- 提高為我製作牙罩冠的牙科技師意識。
- 牙醫會完美地安裝我的牙罩冠。
- 牙罩冠的貼合度和顏色將是完美的。

- 我的牙罩冠印模第一次就能完美地做好。
- 牙罩冠將與我的牙齒完美黏合。
- 牙罩冠看起來會很完美。

拔智齒

- 我見證了拔除智齒對我最大的好處。
- 清除智齒拔除的創傷。
- 提升我的牙醫意識到最高水平。
- 傳送藍綠色光給我的智齒成功被拔掉了
- 傳送灰色光給需要拔除的智齒。

X光檢查

- 我見證了這張X光片結果對我的最大好處。
- 清除任何區塊以查看X光片中需要看到的內容。
- 清除X光片的任何有害影響。

18. 電子產品

許多人分享使用靈擺指令在電子產品的經驗令我非常驚訝，他們用靈擺指令在電子產品，問題就解決了，甚至只是在物體上旋轉一個高頻的靈擺就解決電子問題，無論是手機、相機、汽車、電腦和網際網路信號，在執行靈擺指令後又開始運作了。

然而我仍建議有問題時，由專業人員檢查故障的設備，但執行靈擺指令也不會造成任何傷害，甚至可能解決問題，所以不妨試一試。

- 增強網路訊號。
- 消除網際網路工作的任何障礙。

- 解決任何需要維修的問題。
- 我現在見識到我的車可以啟動了。
- 我見識到我的電腦現在可以運作了。
- 我現在見識到網路訊號恢復正常了。
- 我見識到我的手機現在可以正常使用了。
- 我現在消除了想要或感覺我的汽車正常運作的障礙。
- 我現在消除了想要或感覺我的電腦正常運作的障礙。
- 我現在消除了想要或感覺我的網路正常運作的障礙。
- 我現在消除了想要或感覺我的手機正常工作的障礙。
- 我見證了我的車現在啟動了。
- 我見證了我的車可以運作。
- 我見證了我的電腦現在正常運作。
- 我見證了我的電腦正常運作。
- 我見證了我的網路連線現在正常運作。
- 我見證了我的手機現在可以運作了。
- 我見證了我的手機正常運作。
- 引導快速修復網際網路。
- 我的手機現在修好了。

- 消除我的網路運作的任何阻礙。
- 優化我的車。
- 優化我的電腦。
- 優化我的手機。
- 優化網路訊號。
- 提高網路維修人員的意識到最高的水平。
- 傳送藍綠色光到我的網路連線。
- 傳送藍綠色光到我的車上。
- 傳送藍綠色光到我的手機。
- 傳送藍綠色光到我的電腦。
- 傳送藍綠色光到我電腦中的電池。
- 傳送藍綠色光到我手機的電池。
- 傳送灰色光到我電腦中任何運作的障礙。
- 傳送灰色光到我的網路訊號的任何障礙。
- 傳送灰色光到我的汽車運作的任何障礙。
- 傳送灰色光到現在運作的網際網路。
- 傳送愛到我的車。
- 傳送愛到我的電腦。

- 傳送愛到我的網路訊號。
- 傳送愛到我的手機。
- 增強網路修復。
- 增強網路訊號。
- 克服我的汽車運作的任何障礙。
- 消除我的電腦運作的任何阻礙。
- 消除我的網路運作的任何障礙。
- 消除我手機運作的任何障礙。

19. 生育

許多人分享使用靈擺於生育相關的經驗令人驚嘆，他們發現執行靈擺指令可以改善和提高生育能力。傳訊息給我的人說，也因此產生了許多「靈擺寶寶」。當然很清楚的是，靈擺指令不能取代生育問題治療和其他形式的標準醫療方法，但它們可以用作輔助或尋求專業人員幫助之前可嘗試的單獨方法。

本章節將為你提供一些可嘗試的建議。

我見證你成功懷上漂亮寶寶。

一般懷孕

- 讓我與生育力保持一致。
- 讓我與創造的力量保持一致。
- 消除任何懷孕的障礙。

- 和諧我的身體以便能懷孕。
- 我現在正在經歷懷孕。
- 我組成了完美的醫療團隊來幫助我懷孕並成功受孕。
- 我現在解決了想要或感覺我們可以懷孕的任何障礙。
- 我會找到完美的生育專家來幫助我懷孕。
- 我見證了受孕的發生。
- 我見證了自己懷孕了。
- 我見證了我懷孕的事實。
- 增加生育治療的效果。
- 吸引生育力。
- 擴大我伴侶精子的效力。
- 提高生育治療的益處到最高水平。
- 消除我受孕並懷孕至足月的任何障礙。
- 清除做試管嬰兒／生育治療的任何有害副作用。
- 消除過去受孕失敗和墮胎的創傷。
- 傳送藍綠色能量到做試管嬰兒的過程。
- 傳送灰色光到過去發生的受孕失敗。

閃爍光或灰色光

閃爍光／灰色光 —— 在月經前和月經開始時使用此能量。

- 傳送灰色光來消除任何受孕失敗。
- 傳送灰色光讓她為受孕做好準備。

紅色

紅色光 —— 一旦月經停止就使用此能量，然後使用此能量直到受孕。

- 現在將我子宮的顏色改為紅色，這樣我就可以懷孕了。
- 現在將我子宮的顏色改為紅色，以便讓我有正常的月經。
- 現在將我子宮的顏色改為紅色。
- 現在將卵子和精子的顏色／能量改為紅色，以便我們可以受孕。
- 現在將卵子和精子的顏色／能量改為紅色。

- 現在傳送紅色幫助我勃起。
- 現在傳送紅色來增加我的生育能力。
- 現在傳送紅色以實現受孕。
- 現在將紅色傳給我的卵子和我伴侶的精子。
- 現在將紅色傳送到我的生殖系統。
- 傳送紅色能量，促進受孕。

橙色

橙色 —— 在妊娠早期使用這種能量。

- 增加橙色光協助寶寶的健康發育。
- 現在就用橙色光為我的妻子補充能量，以協助她的妊娠很健康。
- 增加橘色光，讓我們的寶寶以最佳狀態生長。
- 傳送橙色光能量以協助妊娠。
- 現在就傳送橙色光來協助中期的妊娠。
- 加強橙色光以協助健康妊娠。

黃色

黃色 —— 在妊娠的最後幾天使用這種能量。

- 現在改變子宮的顏色／能量以支持嬰兒的發育。
- 現在將子宮的顏色／能量改為黃色。
- 現在傳送黃色以幫助嬰兒胎位正確。
- 現在就傳送黃色協助嬰兒的發育。
- 傳送黃色以利妊娠最後幾天。

黃色＋綠色

黃色和綠色 —— 在出生時使用這些能量。

- 現在傳送黃色和綠色能量來協助嬰兒的誕生。
- 現在傳送黃色和綠色的能量，見證誕生過程很輕鬆且順利。

20. 寬恕

如果你想快速在個人成長和靈性上進化，就用靈擺處理寬恕的議題。寬恕並不代表忘記，也不是允許別人對你不好。它反而是將你的意識提升到一個更高層次的意思，讓你在艱難的人際關係環境中走上靈性的大道。

長期如此做。你的回報會很豐厚的：

- 解決困難的生活環境，除非完成寬恕工作，否則這些環境將繼續困擾你。
- 將自己從導致健康問題和貧困的低意識中解放出來，並將自己提升到存在更高的層次。
- 終結過去並繼續前進。
- 成為一個更有愛心和關懷的人，更快樂、更健康，並朝著美好的生活前進。

寬恕關閉了怨恨之門，打開自由的大門。

一個重要的注意事項是，你不需要相信，寬恕靈擺指令就會產生影響。這就是這本書的美妙之處。僅憑意圖和靈擺指令就可以達到所需的效果。這可以幫助你動起來，因為最困難的情況需要最多的關注，如果您必須從一開始就相信它，會是一項不可能的任務。

我見證了你在處理寬恕議題上取得了巨大的成功。

寬恕

- ____將不再出現在我的生命中。
- 幫助我了解我需要從與____的關係中學到什麼。
- 我現在消除了我想要或感覺我可以原諒____的任何障礙。
- 我見證了自己寬恕____。
- 清除我和____之間，任何負面想法、情緒和記憶。
- 傳送灰色光到我和____之間的能量索。
- 傳送灰色光到任何阻止我原諒____的障礙。
- 傳送愛給____。

- 傳送愛到我和____之間的能量索。
- 傳送寬恕的能量給____。
- 將憤怒的能量轉化為寬恕。
- 傳達寬恕給____。
- 幫助我知道我需要知道的，做我需要做的，並成為在此情況下我需要成為的人。
- 我從____學到了我需要學習的業力課題。

21. 設定界限

與人保持健全的界限是我們整體幸福的一個重要面向。界限是我們為他人設定的限制，傳達什麼是可以接受，什麼是不可以接受。它幫助我們定義個人的空間並促進我們的幸福和整體健康。

設定界限時，尊重地表達我們的想法和感受，同時自信地與他人溝通是至關重要的。

保持健全的界限也意謂著能夠在必要時說「不」。優先考慮自己的福祉，而不是覺得有義務做那些讓自己不舒服或損害自我價值的事情，這一點至關重要。說「不」並不會讓我們變得自私。這是照顧我們自己和維持界限的一種方式。如果你難以拒絕，請務必諮詢治療師以確定你是否有互相依賴的問題。

此外，重要的是要注意有人不斷不尊重我們的界限或讓我們感到不舒服的情況。在這種情況下，可能有必要重新評估這段關係，並考慮設定更嚴格的界限，甚至結束這段關係。允許他人反覆侵犯我們的界限可能表示有潛在的心理問題，可能需要治療師的幫助。

靈擺指令幫助你在能量層面上建立界限時非常有用。如果你有界限問題，諮詢心理醫師是很重要的，但是靈擺指令可以在能量層面上提供很大的幫助。他們可以幫助你積極地設定界限，改變你的行為，甚至以最高利益的方式影響與你互動之他人的行為。

下面是一些靈擺指令，可以幫助你創造和保持健全的界限。

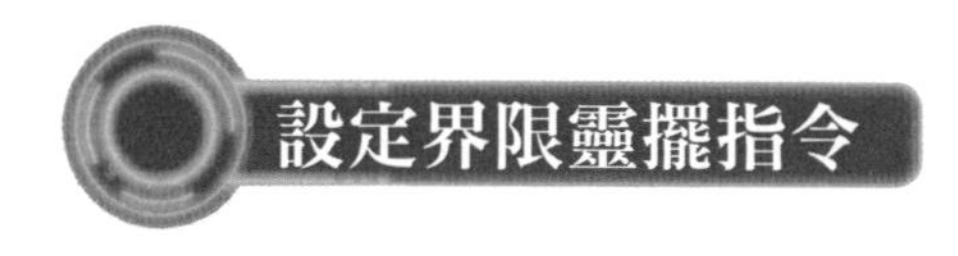

- 讓我與自我照顧保持一致。
- 將我的「不」與灰色光保持一致。
- 增強我劃定界限和爭取個人空間的能力。
- 增強我對自己的需求負責的能力。

- 增強我為自己騰出時間的能力。
- 擴大我內在說「不」。
- 當我在溝通時感覺不舒服，增強我的技巧。
- 增強我的喉輪表達界限的能力。
- 在我的界限周圍使我與我的真理保持一致。
- 讓我對自己的需求負責。
- 增強我溝通界限的能力。
- 提高我表達不舒服的能力。
- 增強我說不的能力。
- 提高我對自己的需求負責的能力。
- 提高我為自己騰出時間並將他人的需求放在一邊的能力。
- 將我的自信提升到更高的水平。
- 現在向____強力表達我的界限。
- 打破我不為自己的需求負責的模式。
- 打破我不表達不舒服的傾向。
- 打破我不為自己花時間的傾向。
- 消除我不為自己花時間的任何傾向。

- 消除任何不對我的需求負責的傾向。
- 消除我沒有自信的傾向。
- 改變我成為一個能夠清楚地表達自己的界限，並隨時維持它的人。
- 反抗與對我的需求負責不一致的行為。
- 反抗任何與我的需求負責不一致的事。
- 抵抗允許任何人侵犯我界限的傾向。
- 抵抗任何我不表達自己界限的傾向。
- 抵抗我不能表達不舒服的要求。
- 抵抗我不花時間陪伴自己的傾向。
- 用自信來平衡缺乏自信。
- 減少缺乏自信的情況。
- 減少我把所有時間都花在別人身上的傾向。
- 減少我對自己的需求不負責的傾向。
- 減少我相互依賴的程度。
- 降低總是把別人的需求放在自己的需求之前。
- 讓不為自己需求負責的行為不再發生。
- 讓我的實際界限有如通電般啟動。

- 提高我溝通界限的能力。
- 使我能夠表達不舒服。
- 使我能與他人劃清界限。
- 使我能夠明確性別界限。
- 現在就讓我能夠設定堅強而健全的界限。
- 使我能夠對自己的需求負責。
- 現在就建立一個自己使用時間的模式。
- 讓我和自信保持一致。
- 讓我和表達我的不適保持一致。
- 讓我和我的需求負責保持一致。
- 讓我與擁有自己的時間的概念保持一致。
- 我接受為自己騰出時間是件好事。
- 我對____很有自信。
- 我很懂得為自己的需求負責的價值。
- 我用騰出時間給自己來平衡忙碌的一天。
- 我現在建立了牢固健全的界限。
- 我可以清楚地與____劃定情感界限。
- 我可以清楚地說明我的極限。

- 我現在可以要求私人空間。
- 我現在可以表達不舒服的感覺。
- 我現在可以向其他人清楚地說明實際的界限。
- 我可以告訴____我的極限。
- 我要求我的個人空間。
- 我與____明確劃定了我的財務界限。
- 我清楚知道自己的極限。
- 我不允許別人侵犯我的時間界限。
- 我與____就如何利用我的時間劃清了界限。
- 我與____劃清了性別的界限。
- 我與____劃定實際的界限。
- 我賦予自己力量，變得自信。
- 我享受負責自己的需求。
- 我建立健全的時間界限。
- 我確信對自己的需求負責是健康的。
- 我見識到能夠對____說不。
- 我現在見識到了溝通我的界限。
- 我見識到在人際關係中擁有健全的界限。

- 我體會到「我」的時間。
- 我見識到人們聽到我的「不」。
- 我見識到對自己的需求負責。
- 當____侵犯我的個人空間時，我會制定嚴格的界限。
- 我消除了我想要或感覺我可以擁有個人空間的障礙。
- 我不再覺得有必要調整每個人。
- 我現在允許每個人有不同的信念、想法和價值觀。
- 我現在承擔起自己需求的責任。
- 我現在清楚什麼不屬於我了。
- 我現在消除了我想要或感覺自己可以保持自信的任何障礙。
- 我現在消除了想要或感覺我可以傳達我的界限的任何障礙。
- 我現在消除了我想要或感覺我可以為自己的需求負責的任何障礙。
- 我現在很享受獨處的時光。
- 我現在建立了清楚的情感界限。
- 我現在與____建立了明確的性界限。

- 我現在建立了健全的性界限。
- 我現在明確了自己的極限。
- 我現在消除了我想要或感覺我可以為自己騰出時間的任何障礙。
- 我現在為自己騰出時間。
- 我欣賞自信。
- 我珍惜我的時間。
- 我見證自己能夠成功地向他人傳達我的界限。
- 我見證自己與自己的界限保持一致。
- 我見證了自己說不。
- 我見證自己對自己的需求負責。
- 增強我的自信能力。
- 提升我爭取個人空間的能力。
- 提高我表達感覺不舒服的能力。
- 提高我說不的能力。
- 提高我的自信水平。
- 增加我的個人空間。
- 增強我照顧自己的能力。

- 強化我的界限。
- 增強我自己的需求負責的渴望。
- 增強我的自信程度。
- 加強我的力量。
- 吸引健康的性界限。
- 吸引來實際有力量的界限。
- 激發自信的能力。
- 增強我說「不」的能力。
- 放大我說的「不」。
- 讓我說「不」有效果。
- 提高我與____劃定健全界限的能力。
- 極大化我的情感界限。
- 極大化提高我為自己花時間的傾向。
- 消除我讓____侵犯我個人空間的傾向。
- 抵抗我允許人們侵犯我界限的任何傾向。
- 優化我享受時間的能力。
- 優化我對自己的需求負責的能力。
- 阻止我不斷為他人服務的傾向。

- 擊退我缺乏自信的狀態。
- 傳送藍綠色能量，為自己騰出時間。
- 傳送藍綠色能量讓自己更有自信。
- 傳送藍綠色能量清楚地表達我的極限。
- 傳送藍綠色能量來傳達我的界限。
- 傳送藍綠色光給我說「不」。
- 傳送灰色光給____，侵犯了我的實際界限。
- 向侵犯我空間的____傳送灰色光。
- 傳送灰色光給不自信。
- 傳送灰色光給不為自己花時間。
- 傳送灰色光給那些強迫我極限的人。
- 增強我爭取個人空間的能力。
- 增強我表達感覺不舒服的能力。
- 增強我對自己的需求負責的能力。
- 克服任何不對我的需求負責的傾向。
- 增強我休假和放鬆的能力。
- 增強我的「不」。
- 增強我的喉輪，能夠傳達不舒服的感覺。

- 增強我與____建立的界限。
- 壓抑我缺乏自信的情緒。
- 讓我成為一個有自信的人。
- 克服我說「不」的任何障礙。
- 克服我把所有時間都奉獻給別人的衝動。

22. 通靈

與靈魂或往生者溝通的能力被稱為通靈。人們相信某些被稱為靈媒的人具有與靈界接觸的能力。

靈媒使用天眼或接收管道等技巧，將靈魂的訊息或資訊傳達給生者。

靈擺命令是增強通靈工作的有用工具。

欲了解更多資訊，請參閱關於**敬拜祖先**的章節。

- 讓我與職業靈媒的振動保持一致。
- 讓與我溝通的靈體感受到被愛和被傾聽。
- 調整我的通靈能力。
- 增強（靈體）與我溝通的意願，以實現所有人的最高利益。

- 減少我對自己通靈能力的懷疑。
- 增強我的通靈能力。
- 增強我與靈體之間的聯繫。
- 我與正在溝通的靈體之間建立一種美好的聯繫。
- 和諧我與我的通靈能力。
- 和諧我和正在溝通的靈體之間的關係。
- 我是一個職業靈媒，可以輕鬆地溝通和理解來自靈體的訊息。
- 我可以輕鬆地與我的靈體團隊溝通。
- 我有一種驚人的能力可以傾聽和理解已經往生的靈體。
- 我現在與（靈體）成功溝通。
- 在符合我最高的利益下，我現在和（靈體）之間建立了一種心靈聯繫以達到溝通的目的。
- 在符合所有人的最高利益下，我讓自己以及進行通靈時充滿了藍綠色能量。
- 我見證自己成功地與（靈體）溝通。
- 我見證了我與正在溝通的靈體之間完美的和諧。
- 在符合每一位參與者的最高利益下，我見證了這次通靈解讀非常成功。

- 傳送藍綠色能量讓這次靈媒解讀很成功，符合每個參與者的最高利益。
- 在符合最高利益下，我見證了這次通靈解讀很成功。
- 提高我準確接收來自（靈體）訊息的能力。
- 提高我從（靈體）準確接收訊息的能力到最高點。
- 增強我從（靈體）準確接收訊息的能力。
- 提高我客觀地解讀我從（靈體）收到的訊息的能力，以符合所有人的最高利益。
- 增加我對自己通靈能力的信心。
- 增加（靈體）與我溝通的意願，以符合所有人的最高利益。
- 強化我的通靈能力。
- 我的意圖是去傾聽並清楚地理解我所提出問題的答案。
- 擴大我和正在溝通的靈體之間的關係有益的方面。
- 消除我和正在溝通的靈體之間關係的任何障礙。
- 提高我提問和理解（靈體）給出答案的能力。
- 極大化我的通靈能力。
- 在接收來自（靈體）的對話時，極大化（人）所感受到的平靜。

- 我的思想和身體都很平靜，隨時準備接受來自祖先的信息和指導。
- 在所有人的最高利益下，消除（靈體）與我溝通意願的障礙。
- 消除與（靈體）成功溝通的障礙。
- 消除我對自己通靈能力的懷疑。
- 消除與（靈體）成功溝通的任何障礙。
- 優化我的通靈能力。
- 優化我和正在交流的靈體之間的連結。
- 提高參與本次通靈解讀所有人的意識到最高水平。
- 減少我對自己通靈能力的懷疑。
- 傳送愛給自己和我正在溝通的靈體之間的關係。
- 傳送愛給我正在與之溝通的靈體。
- 增強我的通靈能力。
- 在符合所有人的最高利益下，增強（靈體）與我溝通的意願。
- 轉化任何與（靈體）成功溝通的障礙。
- 消除我不確定自己的通靈能力與溝通能力。

23. 寵物

人類是唯一飼養其他動物作為寵物的物種。我們喜歡狗、貓、馬、山羊、雪貂、兔子、天竺鼠、老鼠、刺蝟、沙鼠、倉鼠、鳥類、魚、爬蟲類、兩棲類動物，甚至蜘蛛、蠍子、馬陸、豐年蝦、甲蟲、竹節蟲等。如果你能想到任何一種動物，很可能有人就把牠當寵物。

考慮到寵物在我們生活中的重要性，因此維持牠們的健康至關重要。幸運的是寵物對某些靈擺指令反應非常好，本節將根據物種和你想處理的情況，為你提供可用的靈擺指令。

請注意，我無法涵蓋所有寵物和每一種情況，但你可以修改此處提供的指令以符合你為特定寵物的需求。

對於嚴重的健康和行為問題，請務必尋求專業人員協助。

寵物靈擺指令

- 讓（我的寵物）在運輸過程中感覺非常愉快。
- 在我的寵物最大利益下，讓這次看獸醫一拍即合。
- 將獸醫和技術人員解決問題的能力提高到最高水準。
- 提升我與寵物和獸醫順利溝通的能力，以便我可以幫助解決問題。
- 將獸醫和技術人員的意識擴大到最高的水平。
- 消除獸醫快速抵達解決問題的任何障礙。
- 消除我的寵物的疼痛，讓牠完全感受不到痛。
- 把我的魚缸能量變成藍綠色能量。
- 將我的馬廄能量改為藍綠色能量。
- 減少我的狗拉動狗鍊。
- 降低我的寵物對看獸醫的恐懼或焦慮程度。
- 降低我的寵物恐懼／焦慮程度。
- 使我的寵物（身體部位）在治療時不敏感。
- 散發平靜的能量給我的寵物。

- 在獸醫、動物技術人員和我的寵物之間，建立安全和諧的關係。
- 和諧馬與蹄鐵匠的關係。
- 和諧我的寵物與汽車的關係。
- 和諧我所有貓之間的關係。
- 和諧我所有狗之間的關係。
- 和諧我所有豚鼠之間的關係。
- 和諧我所有魚之間的關係。
- 和諧牧場中馬匹的關係。
- 讓這個靈擺療程為我的寵物帶來最大的好處。
- 現在就治癒我的寵物的能量場。
- 我增強了我的寵物獲得完整且全面治癒。
- 我為我的馬吸引來完美的蹄鐵匠。
- 我為我的寵物吸引來完美的訓練師。
- 我為我的寵物吸引來完美的獸醫。
- 我現在消除了想要或感覺這次靈氣療程會幫助我的寵物康復的任何障礙。
- 我見證我的狗冷靜了。

- 我見證我的馬能夠渡過水面了。
- 我見證我的馬平靜地裝進拖車了。
- 我見證我的馬沒有疝痛了。
- 我見證我的馬匹們在牧場上和諧相處了。
- 我見證我的寵物正在接受治療。
- 我見證我的寵物痊癒了。
- 我見證我的寵物的能量場痊癒了。
- 提高我感知寵物需求的能力到最高點。
- 增強我的直覺，這樣我就可以輕鬆地為我的寵物做出最佳的治療選擇。
- 大大發揮藥物的功效，並消除對我的寵物身體或能量場的任何有害影響。
- 使我的寵物正在服用的藥物有益、效果倍增。
- 我的馬現在消除了想要或感覺牠可以平靜地上鞍的任何障礙。
- 我的寵物很容易接受藥物／藥丸。
- 我的寵物現在消除了想要或感覺自己會痊癒的任何障礙。

- 清除馬牧場中任何可怕的能量。
- 消除我的馬對涉水的恐懼。
- 消除我的寵物對洗澡的任何恐懼。
- 消除我的寵物對修剪指甲的恐懼。
- 傳送藍綠色能量給我的馬，以解決疝痛。
- 傳送藍綠色能量給我的馬牢牢綁住防止受傷。
- 傳送藍綠色能量到獸醫診所、工作人員和檢查室。
- 傳送藍綠色能量給我的貓抓撓撓柱。
- 向我的馬傳送平靜的能量。
- 向狂吠的狗傳送平靜的能量。
- 傳送灰色光給我豚鼠身上的跳蚤。
- 傳送灰色光，給我的魚任何不適或疾病。
- 傳送灰色光，給我的貓的斑紋。
- 傳送灰色光，給我的貓抓壞家具。
- 傳送灰色光，我的狗一直狂吠。
- 傳送灰色光，我的狗在屋內撒尿。
- 傳送灰色光到我的馬槽。
- 傳送愛給我的寵物。

- 傳送愛給我貓咪們之間的關係。
- 現在獸醫做得非常棒，快速治癒了我的寵物的健康問題。
- 向我的寵物傳送平靜的能量。
- 傳送愛給獸醫診所工作人員處理我的寵物。

24. 睡眠

睡個好覺對於健康和安樂非常重要。在本章節中，我們將討論可以促進睡眠並幫助你安靜休息的靈擺指令。

以下是改善睡眠最有效的方法：

1. 縮小頂輪的尺寸：頂輪過度活躍是人們難以入睡的主要原因。
2. 創造一個黑暗寧靜的環境，讓你聯想到睡覺。避免在你的睡眠區域工作，移除所有科技設備和光源。
3. 使用靈擺指令將房間的顏色改變為藍綠色能量或黑色。這將有助於更好的睡眠。

我見證你睡著了並且休息得很好。

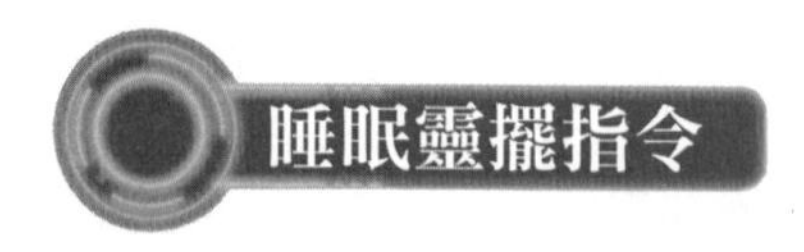

- 提高我睡前減壓的能力。
- 將房間的能量改為黑色。
- 將房間改為藍綠色能量。
- 降低我頂輪的能量。
- 縮小我頂輪的大小。
- 激發我保持健康且活躍。
- 給我動力與能量，從臥室中移除所有電子設備，例如電視、電腦和智慧型手機。
- 我體驗到自己進入了睡眠規律。
- 我現在顯化了一間安靜的臥室，黑暗、令人放鬆、溫度舒適。
- 我現在消除了我想要或感覺自己可以獲得充足睡眠的任何障礙。
- 我現在傳送能量到我的房間以創造一個寧靜的環境。
- 我見證我的頂輪在夜間變得不活躍了。

- 我見證自己建立了一個睡眠規律。
- 我見證自己睡得很好。
- 我見證自己睡得很安穩。
- 我見證自己從臥室移除了所有電子設備，像是電視、電腦和智慧型手機。
- 我見證自己在晚上熟睡並且深度休息了。
- 我見證自己在睡覺前花時間放鬆了。
- 提高我的睡眠品質。
- 增加我渴望只用自己的床睡覺。
- 增加我房間的黑暗能量。
- 消除我在白天進行足夠運動的任何障礙。
- 清除我的頂輪過度活躍。
- 提高我的意識，以便找到增加我房間裡黑暗程度的方法。
- 傳送灰色光到任何阻止我入睡的事物。
- 傳送灰色光到睡前吃大餐、攝取咖啡因或酒精。
- 縮小我的頂輪。

25. 靈魂伴侶／雙生火焰

我曾經歷過靈魂伴侶和雙生火焰的關係，我可以告訴你的一件事是，這種關係主要是專注在靈性成長和發展。

如果你相信找到靈魂伴侶或雙生火焰會讓你的生活更輕鬆，請三思後再決定。這些關係常常為我們提供個人成長和進化的最佳機會，但有時也充滿挑戰。

如果你正處於揚升的旅程中，那麼尋找這些關係至關重要，因為它們可以極大化促進你的進步。而成功的關鍵在於既要擁抱人的美好，也要接受他們教給我們經常具有挑戰性的功課。

本章節旨在幫助你的靈魂伴侶或雙生火焰關係蓬勃發展，使您邁向更高意識的旅程更加富有成效。

靈魂伴侶是一個與你有深厚連結的人，這些關係旨在教導你靈性的功課，這就是為什麼如果你正在進行靈性旅程，你可能會擁有多個靈魂伴侶關係。你越開放地將這些關係視為成長的機會，它們就會越有成就感。此外，如果碰巧結局很糟糕，它的痛苦會少一點，因為你會明白，你可以從這次經歷中學到靈性課題。

雙生火焰關係是對你靈性本質的深刻且激烈的考驗。它是靈性進化的催化劑，它將你推向極限。重要的是要消除雙生火焰關係只充滿歡樂和幸福的觀念。雖然你無疑會體驗到與雙生火焰的深刻連結，但這些課題將是具有挑戰性。除非你真正致力於靈性發展，並將其置於平常的生活之上，否則不要尋求雙生火焰關係。

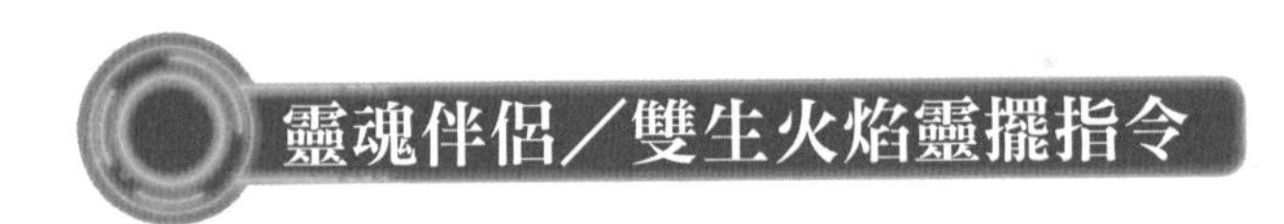

- 讓我與我的靈魂伴侶和諧一致。
- 讓我適應我的雙生火焰。
- 在關係發生衝突時提高我的慈悲心。
- 現在將神聖女性的能量引導給我。
- 現在將神聖男性的能量引導給我。

- 抵抗我逃避雙生火焰的傾向。
- 賦予我設定界限的權力，以便我的伴侶可以汲取教訓。
- 和諧我與伴侶的連結。
- 讓這段關係為我的最高利益而發展。
- 我願意面對我最深的恐懼。
- 我現在召喚我的靈魂伴侶。
- 我現在召喚我的雙生火焰。
- 我消除了我想要或感覺我可以表現慈悲心的任何障礙。
- 我會盡我所能召喚我的靈魂伴侶。
- 我會盡我所能召喚我的雙生火焰。
- 我目前在這段關係中表現了靈魂的成長。
- 我表現了神聖的女性氣質。
- 我表現了神聖的男性氣質。
- 我接受任何觸發因素，這樣我就能看到它們試圖教我什麼。
- 我現在接受個人轉變。
- 我感到被啟發成長並成為一個更好的人。
- 我激發了我和我伴侶的歸屬感。

- 無論我的伴侶對我做了什麼，我都會無條件的愛他。
- 我現在這段關係中達到了個人的蛻變和靈魂的成長。
- 我現在表現了愛自己。
- 我現在接受最大的痛苦，以便它可以教導我。
- 我現在消除了在這段關係中表現任何不正常的模式。
- 我現在放棄打開舊的一切，我開啟接收新的未來。
- 我現在表達出善意。
- 我現在將挫折轉化為靈性的知識。
- 我放棄對伴侶的判斷，並專注於我需要成長的領域。
- 我傳送無條件的愛給我的伴侶。
- 我相信在這段關係中，所面臨愛的挑戰是我靈性道路的一部分。
- 我相信這段關係正在幫助我完整自己。
- 我會接受最深的傷害，並將它們轉化為動力，使我成為一個更好的人。
- 我將從這次經歷中吸取必要的教訓。
- 我會學習我需要學習的東西。成為我需要成為的人。在這段關係中做我需要做的事情。

- 我現在接受本來會抗拒的領域成長。
- 我將協助我的伴侶面對他們最深的恐懼。
- 我會把這種痛苦轉化為讓我成為一個更好的人。
- 我見證自己變得更有耐心，並且敞開透過與人的關係達到靈性成長。
- 我見證了我們接受努力，如此我們才能夠彼此相愛，並成為我們這輩子注定要成為的人。
- 我見證了我們在所有人的最高利益下，解決了這場衝突。
- 提升我面對最大恐懼的能力，並將其轉化為接受、平安和愛。
- 提高我在關係中痛苦教訓的接受度。
- 提高我的慈悲心水平。
- 增強我的力量來有意識地應對我的關係所帶來的這些挑戰。
- 激發真實的自我。
- 提升我的韌度到最高點，如此我才不會崩潰。
- 消除我靈性成長和提升的任何障礙。

- 消除我內心對這段關係的錯誤認知。
- 提升我的意識，這樣我就能找到我的靈魂伴侶。
- 提升我的意識，這樣我就能找到我的雙生火焰。
- 減少我對伴侶的投射。
- 我拋開對伴侶的指責，只關注自己在學習和成長上的失敗。
- 現在我找到我的雙生火焰，且清楚知道需要採取的步驟。
- 尋找靈魂伴侶的步驟很明確。
- 將小我帶來的挑戰轉化為我的學習和成長。

致謝

謹向所有支持和幫助我完成這個計畫的人們，表示誠摯的謝意。

首先，我要感謝我的同事Robin Schade審閱了這本書，提供了回饋，最重要的是，感謝他鼓勵我完成這本書。

我還要感謝Christine Ford、Clarissa Barraza和Kathy Waits的編輯幫助，以及多年來與我合作開發「靈擺煉金術」的各個方面。

此外，我還要感謝洛林．考夫曼（Lorin Kaufman）的大力支持和指導，幫助我完成這個專案。

我還要感謝Pendulum Alchemy Facebook群組的參與者以及參與我的課程和現場教學活動的個人。

最後，我要向所有購買前一本《靈擺療法實用指令》

的人表示最深切的謝意。沒有你們的購買，這本書就不可能出現。

最後，我衷心感謝上述所有人士以及此處未提及的其他人士給予我的幫助和支持。我永遠感激不已，你的貢獻和支持對於該專案的成功完成至關重要。

——艾力克・杭特博士

後記

作為一名胸懷大志的真理探索者，我熱衷於靈擺煉金術領域的發現與推展，並且與生活的實際應用相結合，因此可以用它來改善你和你所愛之人的生活。這些教導是為了所有人的最高利益而設計的。

這就是我從事這項工作的原因 —— 為你帶來最好的靈擺和最先進的方法，可以幫助你在健康、人際關係、靈性和財務方面做出積極的轉變。

透過使用我提供的工具和教導，你可以改善你的生活，同時也可以為世界帶來積極的改變。

這是一個激進的概念，因為大多數人只使用靈擺來回答問題，沒有意識到它們的真正潛力，作為強大的魔法工具它們可以塑造和影響現實。

我見證了靈擺煉金術的驚人成功。

感謝你閱讀這本書。

—— 艾力克・杭特博士

要了解更多信息，請造訪：www.pendulumalchemy.com

附錄 ——
靈擺應用Q & A及案例分享

王慧芳 Rita Wang

面對親人往生的最佳方法

當我們面臨親人往生時，各種不同的情緒排山倒海而來，如果定力不夠，有可能因此被擊倒，所以要學習處變不驚。

今天有靈擺同學的親人過世，我教她對於往生的人下靈擺指令：

- 提升接受力
- 提升意識到最高點

最後念靈極限四句話迴向

我愛你

對不起

原諒我

謝謝你

如此往生者就會放下一切，隨著光去他該去的地方，就這樣簡單而已。這是對往生者能做的最好的事情。

其實靈體很單純，只要提升他們的意識，他們就能放下對這個三次元世界的留念，走到下一步，複雜（擔心、害怕）的事情是人的頭腦想出來的，又對未知感到恐懼不安，所以同時也要對自己和家人做療癒，放下執念，陰陽兩隔，各自活在當下才是。

靈擺只是一個工具，改變的能量來自你的意識

用靈擺檢測時，問對問題才能得到正確的答案，問的方式基本上可以分：

1. 是（正確）或不是（不正確）。
2. 改不同方式問問題。
3. 不該知道或介入（就要停止問）。

檢測時：意識要放空，放下對答案的期待。

1. 不要問「未來」，因為你現在所做的事會創造未來，一切掌握在自己手上，所以要聚焦在當下要做什麼上面。

2. 不要介入處理「關係」，而是協助當事雙方看到彼此要學習的課題上。
3. 不要問該不該做什麼，而是問做這事對我是否有益，因為要不要做是你自己的自由意志決定。
4. 不要問東西（食物或能量產品）能量高不高，而是問這東西對我而言是否可提升或有益，不要只相信廣告。

如何用靈擺自我療癒？

問：進行療癒時要將靈擺懸於人的身體上，但如果是自我療癒的話，應該怎樣做？如果環境能量色是紫羅蘭色／紫外線是代表什麼？

Rita：自我療癒時，你直接觀想你要做的部位就可以了，不必在意環境是什麼顏色，直接下指令轉成健康的藍綠色就好，靈擺療法就是簡單，想什麼就下指令。生活簡單一點，煩惱會少一點。在靈擺療法中有傳送顏色療癒用法，紫外光是用於轉換，紫色光可用於靈性方面提升。

如何用靈擺測關於狗離世的問題？

問：想問離世的狗狗會轉世回來和我一起生活嗎？如果會，時間？地點？如何相認？是什麼品種的小狗狗？

Rita：我也養過一隻哈士奇，和我們生活了十六年才往生，我非常的傷心，但我不曾想要牠轉世狗來跟我相遇，我真心希望牠能夠去投胎成為人，之後我找動物溝通師，想知道牠是否投胎，溝通師說牠沒有投胎成人而是去當守護神了，因為牠跟我們在一起的時候，牠也同時和我們一起修行，這是我的經驗供你參考。

我能同理你的感覺，但你能做的就是放手，讓自己好好的活著才是牠想要的，不論是人或是動物，每一個生命都有他自己的自由意志，你不放手牠就沒辦法自由的去決定自己的未來，你可以再養一條狗呀，有時候緣分盡了就不要再強求。

如何測自己的能量？

問：霍金斯能量表高低頻各有十個圓，後進不知該如何判斷靈擺轉動時，上下擺是高頻還是低頻。左右擺時只在高頻兩百分處轉，搞不清楚哪邊是正確靈擺轉動？

Rita：你可以在一張紙上寫上「是」跟「否」，然後一個個問自己的能量是這個（例如兩百分）嗎？看靈擺往哪個方向擺，這樣比較容易。或者你就直接下指令提升自己的能量到你想要的分數也可以。做靈擺療法不要帶著質疑，保持信心才是關鍵，如果你需要，可以每天下指令維持自己的能量在兩百。

傳送灰色能量靈擺指令

問：如果使用與「灰色」相關的指令，例如「傳送灰色能量給發炎症狀」，應該讓靈擺向左還是向右旋轉呢？

Rita：都可以喔，只要有轉動就行了。一般下指令會自然旋轉，但如果不動你要推一下，不必等，因為只有旋轉才能產生改變的能量。

灰色能量可以透過干擾來停止或加強某些東西。它還有助於設定新的意圖，漸漸地逐步發展。

靈擺調頻就能解決感情問題嗎？

問：我是初學者，一開始是因為感情方面才接觸到的，後來發現這個很神奇很有趣，便跑去學習，原本的對象也是放棄不再繼續執著。最近認識了新朋友，連結對方高我詢問是不是有喜歡我，回答：是，喜歡度一百。但是前天卻被對方封鎖斷聯。我兩天會做一次調整我們的感情數值，調整數值都顯示很好，但是對方依舊沒有想要解封鎖聯絡我，其實我處於（調頻）真的是否有用的階段性。教學的老師說，這個人如果跟你沒緣分，調完可能會離開你。但我們紅線能量，鬆緊都有九十。還有什麼事可以調整注意的嗎？

Rita：外在的世界是我們內在的顯化，一切人事物都是內在所吸引來的。如果你的內心世界是平衡和諧就能吸引對的人來相遇。

建議你在自己身上下功夫，先療癒自己吧！一直做對方是徒勞無功的。問事不是靈擺療法重點，你想改變什麼就下什麼指令才是關鍵。

參考《靈擺療法實用指令》一書：

- 提升自己的意識到最高點
- 消除所有負面的情緒
- 提升自己愛的能量
- 和諧自己的身心靈

遠距臨終個案分享：

我做了一個遠距臨終靈擺療法個案，隔天病人就順利往生。

針對癌症的病人，我會先了解評估是要加強治療（如果尚有希望），或是協助病人放下，降低病人身體的痛苦，按自己的自由意志選擇對的時間離開。這次病人肺癌末期，已經幾乎吸不到空氣，所以我就做了第二種，家人給我的回饋驗證了靈擺療法的結果。

臨終指令：

「提升____的接受力到最高點。

提升____的意識到最高點。

清楚明白用自由意志，隨著光去他該去的地方。

一切如是，

一切如實，

一切圓滿。」

靈擺下指令轉動大小有差別嗎？

問：向靈擺下指令，「向A送上祝福」、「向B送上祝福」，為什麼靈擺轉的幅度會有很大差別？什麼原因令靈擺有時轉動得比較厲害、有時轉動很少？

Rita：轉動幅度大小不必在意，或想知道為什麼，它沒有什麼意義。每個人的頻率不同，接收速度也不同，先確定你自己傳送祝福想要達成什麼目的，傳送靈擺指令給人，一定會有影響，所以你要觀察之後對方是否改善符合你的期待，驗證你做的效果才是重點。

測事時，靈擺需要隨時校正

問：老師好，抱歉打擾您，不知可否請您幫我看看我的這兩個靈擺是否正常，這幾天使用的異常狀況是問同一個問題，基本上都呈現「逆轉」

例1：我的生理性別是男性（逆轉）／我的生理性別是女性（也是逆轉）。

例2：服用某某保健品對我的健康有幫助（逆轉）／服用某某保健品對我的健康沒有幫助（也是逆轉）。

如果可以的話，麻煩您了，感謝！

Rita：我測你的靈擺是OK啊，你要先確定你的靈擺代表「是」或「不是」轉的方向為何，但可能隨時會改變，所以每次我都會先校正，先連結高我，然後問，我是____嗎？便是肯定的轉向。

問：我有問我是____嗎，但也都是逆轉，那麼是我本身有狀況嗎？也有先連結高我，然後問：我已經連結到我的高我了嗎？結果也是逆轉。

Rita：所以現在逆轉變成是肯定的答案呀，逆轉不一定就是否定。

問：明白，但是我碰到的狀況是我問：「我不是____」，結果也是逆轉。

Rita：當下就相信它，不要懷疑而玩它，那它就給你不正確的答案。

問：收到！感謝老師，好，抱歉再請教一下，依照您的經驗，靈擺的能量色會改變嗎？謝謝。

Rita：我覺得不會喔。

靈擺療法修理3C產品

分享一個經歷：我的印表機出現故障，加滿了墨水卻一直顯示無墨，幾次嘗試修理一直不見好，非常沮喪。於是我用靈擺做了清除障礙的指令：「清除印表機的一切故障，讓它能夠正常工作。」

隔天一早我又嘗試啟動它，剛開始還是不行，但就在我上網查找方法的時候，它自己開始運作就印出了一張測試頁。於是我進一步調頻，結果是連機器的「老毛病」也修好了（以前會有故障提示，但能工作，所以一直沒在意，而現在連故障提示都消失了，完全恢復正常）。沒想到靈擺對電子產品也有效，太驚喜了。

靈擺是意識的延伸

問：《靈擺療法》一書中有關工作及喜樂相關的指令。1. 請幫助我知道職業生涯的下一步是什麼。2. 請幫助我對自己的天命是什麼了然於心⋯⋯等等，比如幫助我對自己的天命或下一步是什麼？又該怎麼依靠靈擺得知呢？

Rita：當你下指令的時候，就是送出意念希望達成你想要的，但靈擺沒法告訴你什麼答案，因為它只是創造一個可能發生的空間，朝向你所希望的目的進行，我們的大腦是無法知道那是什麼，但可能在某一剎那，直覺會讓你明白答案是什麼，你所需要做的就是帶著信心耐心的等待。

靈擺可以調理身體嗎？

問：最近天氣變化，有點上火嗓子疼紅腫聲音有點沙啞，請問用靈擺可以調理嗎？謝謝大家。

Rita：當然可以，請參考書中相關指令即可，但靈擺療法只是輔助，你仍然要就醫較妥，祝福早日康復。

為什麼療癒個案做完之後，問題又再次出現呢？

身為療癒工作者，傾聽著當事者敘述所面對的煩惱、困境、人際關係、金錢、工作事業等等問題，我通常會以過去人生的經驗，引導當事人去看到問題的源頭，協助她們釐清真相找到解決的方法。最後才用靈擺來消除阻礙的因素和提升所需要的能量。當下個案一定都能感受到效果，但有些案例為什麼回去之後問題又再次出現呢？

生活中我們每一個決定皆和過去的經驗相連，因此形成一種既定的慣性，我們如果無法跳過頭腦（過去或前世的經歷所留下來的記憶）的控制，往往很難改變現狀。當事者會說不能改變因為她們必須照顧別人，我最常說就是你要先照顧好自己才能照顧別人，超出自己能力能做的就放手，不要勉強自己，給自己壓力，勇敢的說不。「無常」何時來到沒人能掌控，如果你倒下來，又當如何？人哪有不煩惱的事？端看你如何面對，所以我請每個人早上起床就先做身心靈回歸中心的手印，隨時歸於中心時，就能平心靜氣正面看待一切，並隨時覺察每一個動作是否符合自己最大的福祉，這才是智慧的決定。

我想強調「自由意志」是宇宙賦予人類獨一無二的禮物，只有人類可以自由決定自己的生命藍圖並且有隨時更改的權利，但大部分的人坐擁寶藏卻渾然不知，因為社會的制約和宿命論讓一切合理化，人類就理所當然接受了既定的結果，但其實人是有能力改變，關鍵就是「自由意志」。

在生活中順勢而行，然而順勢並非無任何行動的等待，反而是積極的覺知每一個瞬間，順流去做對的選擇和行動，運用自由意志改變一切來創造自己的人生。拿回自己的力量，拿出勇氣使用自有意志，當你做出改變時，外在的世界就跟著改變了。就是這麼簡單。

靈擺療法未雨綢繆，生活更Easy

我接觸靈擺療法以來，感想是現在使用靈擺療法的方式比較是「亡羊補牢」而不是「未雨綢繆」。也就是當問題已經產生了才想到要用靈擺來解決。假使我們在問題未產生之前，就使用靈擺，那就沒有問題需要解決了不是嗎？

例如健康的問題，我們可以從吃東西和使用的東西舉例。如果我們在吃東西之前先用靈擺轉換能量，和消除食物中所有有害、過敏、產生副作用的物質，就可以避免因為吃東西所造成身體的疾病或不適。有一個朋友喝咖啡會心悸，所以十幾年來都不敢再喝，我讓他試喝之前先轉化能量，結果真的不會心悸了。所以要避免疾病首要就是把關入口的食物，選擇天然的有機食品，吃之前先做靈擺療法，如此可以給予身體有益的營養。

另一個就是生活中所使用的東西要儘量選擇天然無化學成分的產品。我自己製作天然清潔劑、手工皂洗澡和洗髮。製作過程中我會放梵音唱頌佛樂（聲音療癒）再加上用靈擺下指令釋放植物和油品所有的能量提升到最高點，接著轉化其能量為藍綠色。經過四十五天的熟成就變成肌膚最好的伴侶。肌膚是身體面積最大的吸收系統，長期使用含化學成分的清潔用品會造成身體內部的病變，這已經有很多醫學報導證實了。另外一個例子，染髮或燙髮不可避免要用化學成分的東西，我會先用靈擺下指令在頭皮建立一個能量場保護，然後「消除染劑有害的化學物質和所有的副作用」，「和諧染劑和我的身體」，結果真的不一樣，頭皮沒有不適的感覺，頭髮也光亮柔軟。

如果你能把靈擺療法運用於生活中的大小事，玩玩試一試，隨時創造自己的用法，真的可以「未雨綢繆」避免很多問題的產生。

如何用靈擺尋找東西？

有人問到如何用靈擺尋找東西，靈擺療法有不同思維尋物，使用靈擺療法時要了解它和占卜探測是不一樣的概念，當你掉了東西，你用靈擺提升自己的意識（思維變清晰），也許就想起東西放哪裡，也可下指令讓靈擺協助找回或去除阻礙，你就會找到東西了。我們不用靈擺探測尋找失物在哪裡。最近我也碰到同樣的情形，我翻遍了家中每一個角落就是找不到兩個治療用的礦石，後來用靈擺提升自己的意識就出現了清楚的畫面，我把它們放進了治療床上的能量石床墊，結果真的就在裡面找到，另一個東西也是以同樣方法找到，靈擺療法尋物真的有效。

「關係」靈擺療癒分享

謝謝Rita的遠距療癒。

因為太有效了，一直想說要有時間寫一份詳細的回饋，也讓我自己記錄下這個過程：

大概在兩三個禮拜前我陷入嚴重的憂鬱。

對於過去在感情裡相同的創傷不斷重複發生、還有對於學校人際關係的恐懼，被我放大到每天都活得很累很辛苦，又不得不維持正常生活和面對課業考試。那幾天常常一個人大哭，但哭完也沒有比較好或改善。還是一直執著希望別人對我好，給予我想要的回應，得不到回應就開始質疑自己是不是真的很差，不值得被好好對待，不值得被愛。

神奇的是，差不多在做遠距療癒的這個時間點。

(應該差不多吧，因為就是在收到信的時間前沒多久)，我突然想開，把所有那些讓我執著的對象，從聯絡名單中封鎖、對話刪除，然後一個人好好的去唱歌(不知道為什麼找到的歌，好像也都是在鼓勵當下的自己)，覺得整個人清爽舒服多了。

然後隔天去學校，面對那些人我再也不會被影響，就是把目光放回自己，不再注意誰有沒有在注意我，或是很怕被別人注意。覺得自在很多。

前一陣子那股憂鬱突然煙消雲散。昨天和朋友見面，她居然也是陷在跟我那一陣子同樣的課題跟執著中，我居然有力量把我的心路歷程分享給她，然後聊完後她也把對方封鎖刪除了。

覺得真的很棒，謝謝你們的愛，非常有用。而且這股力量是能夠擴散出去療癒更多人，真的非常謝謝你。

靈擺對頸椎問題有效嗎？

我長期覺得頸椎很不舒服，有卡住的感覺，塗任何薄荷油都無效。想說從根本療癒脊椎不正也會有不舒服的感受。

療效成果：不只直接鬆開，我不用一直拗脖子了！之前一直拗，一樣是更不舒服。

我這次做「脊椎區域」指令：

1. 前置先做提升接受力、生存意志、生命力等……帶入「脊椎區域」。
2. 個別偵測頸椎、胸椎、腰椎、薦椎的能量感應色，再轉換成藍綠色。
3. 靈擺指令

- 提高脊椎區域的意識到最高點。
- 親愛的神啊！在最高的福祉下，改變我脊椎的形狀，讓脊椎回到正常曲線。
- 減輕我脊椎承受的壓力。
- 消除脊椎側彎，讓脊椎回到正常曲線。
- 消除姿勢不良，對脊椎造成的壓力。
- 我見證了脊椎的健康，並擁有正常曲線。
- 消除脊椎側彎，對脊椎所引起的創傷。

靈擺可以改運嗎？

一位工作坊學員從沒接觸過靈擺，在臉書向我諮詢有關靈擺的事，因為他偶然在書店看到了《靈擺療法》一書，在與他溝通的過程中，我感到很多的焦慮、不安與恐懼，我一一回覆所有的問題，沒想到他竟然提出要來上課，剛好這班剩一個名額，我接受了報名。雖然我對他一無所知，但我覺得他仍然對來上課這件事是忐忑不安的。當天他從南部開了幾小時車，抵達時一臉疲憊且罩著一股黑氣。一直到我教完課，每個人輪流開始練習做群療時，才深入了解他這幾年所受的苦，大家一起幫他找到問題的癥結，療癒完成時，當下他感覺頭腦混沌消失了，身體變輕鬆，臉色也變亮，原本的黑氣也不見了。他本人也沒有想到轉變會如此快速。我當場鼓勵他回去可以開始試著療癒自己的母親、兄弟（多年不和）。

上課時他話並不多，所以我也不知他到底吸收了多少，直到看完他寫的信，讓我覺得所做的這一切值得了。真心希望每個人都能用靈擺創造美滿的人生。

謝謝每一個人給我學習的機會。

工作坊同學課後分享：

感謝Rita老師：

在靈魂甦醒的那一刻，第一件事情，便是懷著感謝之心，感謝老師傳授這樣的療法在世間利益眾生，此生能接觸到這樣的療法，真是無比幸運，兩個多禮拜前，只是在台中秀泰生活十一樓逛書店，一直到今天，便開始展開之後不凡的一生，回想一路走來靈魂所遭受的不幸，今晚我運用療法，一一回到每個時段的創傷，都去把它療癒一遍，最長的部分，靈擺轉了有五分鐘之久，已清除七成左右，感覺已跟以往產生很大的改變，當不幸到底時，往往會是谷底要翻身的時候了，兩個禮拜前，我會一直覺得我不值得存在，而如今，開始不會有這樣的想法，當開始利益周邊，便能發現，我值得存在，生活更有希望。

我相信這套療法，不僅能改變自己的命運，更能幫助更多的人，讓自己的生命更有價值，比起先前的八字，以及數字易經，這套療法，更有著不可思議的力量，也在此感謝老師無怨尤的指導，衷心感謝。

靈擺加上蠟燭療癒更強

社團同學分享一個幫助療癒的強效方法：

1. 準備一個無煙無毒的天然蠟燭。
2. 蠟燭燃燒前，用靈擺對蠟燭下指令：
    - 請給予蠟燭無限的藍綠色能量。
    - 當蠟燭燃燒時，會持續放出藍綠色能量給____。
3. 然後點燃蠟燭。

通常用六至七小時的蠟燭，睡前點，醒來就完成了療癒工作。如果病情需要可以每天點一個，直到痊癒。

能量體有破洞處理方法

出生五個月的孫女從澳洲回台玩，回來第一天沒事，第二天開始哭鬧不讓任何人抱，我測到她有恐懼情緒，所以就做了清除情緒，可是仍然改善不多，後來再測到她的情緒體有破洞（人有七個能量場：第一層肉體、第二層乙太體、第三層情緒體、第四層心智體、第五層星光體、第六層因果體、第七層靈性體），破洞大都是外來的影響所造成，我下指令療癒她的情緒體之後就沒事了。

靈擺療法三個關鍵

1. 意圖：釐清什麼是你真正要達到的目的（例如找到工作）。
2. 意識：找出阻礙的因素（身、心、靈），然後下對應的指令（意念）去除。
3. 能量：意念產生了改變的能量，進而完成你的意圖。

這是我固定的程序，但有時候未能如願，為什麼？

有時候在於自信心不足，但大都是搞錯意圖。也許你換個方式結果會不同。

以這個例子而言，我的意圖會設在「適合我女兒的工作早日出現」，當有一個工作機會出現的時候，我會測是否屬於（對的）或有益於她的工作，接著做靈擺消除所有的障礙，如此結果可能大不同，而不會像現在一次次的失望。

有時候父母也要協助孩子釐清什麼是他想要的，例如他的興趣、專長、潛能等，靈擺是萬能但不是全能，有時候還是要靠人類的理性分析能力。

有時候得不到，也許老天另有安排，塞翁失馬焉知非福，是你的跑不掉，不是你的，你也留不住。

如何用靈擺找到合適的房子？

先測適合他的房子在哪區，然後上網站找，用靈擺測OK再去看現場，滿意下一步才測價格。

OK指令：

1. 提升他和仲介的意識。
2. 和諧所有跟購屋有關的人的關係。
3. 指定地點迅速出現合適的房源。
4. 排除所有阻礙他買到適合的房屋障礙。
5. 以_____價格買到合意的住所。

我每次買房子都是按靈擺測的價格買到，賣房子亦同，很神奇。

問：最近因為想換工作，心裡拿不定主意，昨晚用靈擺連結高我後測，但測出來的答案都不一致，請問是哪個部分有問題呢？

Rita：你要先確定好自己改變或選擇這件事情的目的是什麼，然後再問不同的選擇對自己是否有益處，再根據結果選擇對自己最好的。

如果你只是問我換工作好不好或者是可不可以換，這種問題靈擺是不能夠幫你做決定的，因為選擇權在你手上，每次答案會不一樣。

用靈擺辨別找到對的老師學習才是正道

同學心得分享：

嗨，大家好！我是三月二日上台中班的學員，當時我受到老師和學長姊以及同學們很大的幫助。

我一直覺得等我消化完之後，再來分享自己的改變。現在，我覺得可以分享我的改變在哪裡了！

首先，我的靈擾狀況幾乎百分百的消失了！狀態也趨於穩定，是一種不再厭世，然後開始看到整個世界的美好並且感動的那種改變，對於自己可以有這樣的狀態，是一種無法言喻的感動。

剛上完課時，我每天都在幫自己調整，身體不舒服的症狀（手麻腳麻）目前雖然還沒辦法完全恢復至以往健康的狀態，但我感覺自己大部分都能夠平靜的和身體的不舒服共處了。

記得當時老師說我的問題是，之前上課老師的能量干擾引起的，老師說她幫我移除了，並且要我回家把上課時用的靈擺丟掉，當時我回家之後其實捨不得丟掉（內在覺得先前的老師還是有幫助我很多），我只是把那個靈擺給移到室外，然後安慰自己，這樣應該也算丟掉吧？而且和那個老師的臉書對話框，我也是捨不得刪掉，因為裡面有太多的知識了，我沒辦法吸收，也沒辦法使用，但我總覺得那是個寶貴的訊息，不能刪掉。

直到三月二十幾號的某一天，我和一個剛認識的寵物溝通師聊天，她跟我說我內在還是有很多的干擾，要我靜心去處理。

當天睡前，我才剛靜心，就感覺到神開始說話，我發現是在驅逐在我之內的其他意識體，然後我的內在視角清楚的看到突然出現一群人對著我叫囂，祂們說著只要我還繼續使用我之前那個老師所教導的療癒概念，就沒辦法擺脫祂們，必然是繼續糾纏不清，因為那些是傳給我那個老師的。

然後神清楚的告訴祂們，那些並非是祂們所擁有的，祂們並不能占為己有。我之前的老師學過擴療，光課，以及看過很多書，她的課程裡面可以看到很多療癒法門的影子。

在那個當下，我才真的知道自己之前是有多麼的「誤入歧途」，和靈界打交道，不是那麼簡單，那麼全然都是光愛的，祂們告訴我祂們是天使，是菩薩，是上師，可不見得祂們就真的是。

那天晚上奇蹟出現了，神讓我知道神就在每個人的內在，只要我們相信，我們不需要外求。

然後，隔天我自然而然地有力量的把靈擺丟了，也刪掉與之前那個老師的對話框，我不再捨不得。

很感謝靈擺療法這個課程，讓我可以有這麼大的轉變，藉由不斷的清理，越來越可以表達自己的想法，對於生命開始熱愛起來。

另外分享一下自己有一次靜心中看到，迅速的拉近距離看自己的細胞，裡面有一個很小的自己在沉睡著，然後又迅速的拉遠，所以之後我的靈擺指令會多加一個「喚醒我的細胞記憶／意識」。

很高興可以在這個時刻以這樣喜悅的狀態，自然而然的打完這篇文章，和大家分享。

重要的是謝謝Rita老師，在課堂上分享很多她自身的經驗，其實反而是老師分享的很多觀念改變了我。

尤其是訊息沒有對錯，只是因為每個人角度不一樣，所得到的訊息可能也會不一樣。這個觀念在我上完課之後給我很大的鼓勵和支持，讓我更加勇於表達自己，不會再害怕對或錯。

也謝謝那天幫我療癒的各位夥伴們，那次的經驗讓我體驗到了多次元的療癒，彷彿自己三百六十度的被環繞著療癒，那次的經驗也讓我改變了自己一直以來對別人的不信任，過去曾經因為被當練習對象引發了類似精神分裂的狀況，而那個狀況持續了快一個月，從那之後，我沒辦法再信任其他治療師，因為我覺得那是不安全的。

但讓我學習到的是，要學會分辨治療師的意圖，當他們是帶著純粹的服務之心，不是帶著要證明自己很厲害的意圖時，是可以信任的。

再次的感謝宇宙讓我可以上到老師的課，真的是不虛此行。

靈擺調整房子的能量

這幾天在家覺得身體很容易累，今早用靈擺測了一下發現房子火元素太低，馬上調整房子的火元素，身體立馬感覺能量提升了。房子（空間）有地、水、火、風、空五大元素（身體亦同），所以可以下指令把五元素調整到最佳狀態喔。我試了效果很好。

改變現狀，先找出問題根源

上課時我一直強調要療癒或改變現狀，一定要先把真正的問題根源找出來，必須分別從身心靈三個方面去探索，確定造成的原因之後，再從靈跟心下指令一一排除阻礙，如果你們沒有找到事情問題產生的原因，下再多指令都不會有任何的改變，所以記住心跟靈的問題障礙沒有解決，靈擺療法是沒有效果的。

在做靈擺療法的時候，儘量不要用頭腦去理性分析為什麼，因為在能量的運作上是跟宇宙的能量結合，會有怎麼樣的結果，有時候並不是我們能夠預期的，所以你想改變什麼你就下什麼指令，其他的就交託出去讓能量自己運作。

靈擺療癒失智

工作坊同學分享這幾年來，關於母親失智相關的靈擺療癒。

因為母親拒絕藥物治療，所以我一直依靠著靈擺療法來協助處理這個問題。

幻想：失智者容易產生幻想，而產生偏激的想法與言論

靈擺指令：

1. 清除____對於（幻想事件）的記憶與想法。
（在下靈擺指令的時候，能將幻想事件描述清楚比較有幫助。例如某人偷了她的錢或是家裡遭小偷之類的。）
2. 傳送藍綠色能量到____的腦部細胞組織。
3. 活化____的腦部細胞組織。

心得：有些失智幻想的故事，如果一開始就能下靈擺指令處理，改善效果比較明顯。

情緒：失智者的情緒因為幻想容易不穩定，所以需要針對情緒一併做靈擺療癒

靈擺指令：

1. 移除____負面的情緒（例如：緊張、被害妄想）。
2. 傳送愛與平靜給____。
3. 傳送愛與光給____。
4. 提升____的幸福感到最高點。

居住地：可以療癒居住地點（最好有詳細地址），有助於穩定居住地的能量場

靈擺指令：

傳送藍綠色能量到失智者的居住地點。

傳送愛與光到失智者的居住地點。

相信靈擺，快速顯化

這一兩年來我幾乎不接個案，因為靈擺療法的前兩本書出版之後，我鼓勵每個人可以按書中的方法自我療癒，加上有靈擺療法社團的同學們無私的交流學習，其實每個人都有自行處理的能力。而我對於大家的問題，能回答的我也知無不言，盡可能提出建議的解決方法，教大家自行按照去做即可，而我自己也從中獲益良多，不斷學習，學

無止境，非常慶幸有這一個很棒的良性循環。

一位靈擺療法的同學找我幫她做個案，雖然她有上過我的工作坊，但整個人因身陷在辦公室的亂流中，無法自拔處理，所以拜託我幫忙。我先了解狀況之後，測了主要的原因是辦公室的能量有問題，以及和一位同事的業力問題。

我直覺這是一個新的學習機會就接下了。約好時間後，我要求她畫辦公室的方位和位置圖帶過來。因為靈擺測了只要調整她坐的位置方向就能解決，但當時我也不敢確定是否有用（反正先試了再說）。見面前一天，我感應到我最愛的一條藍螢石手鍊（很稀有）願意去幫助她，所以我就帶手鍊去做個案了。

見面時，我當場在辦公室位置圖上做測試給她看，方位不同能量高低就不同，無庸置疑當然要坐面向能量最高的方位。有沖煞的地方就用礦石化解。和同事間的業力問題就教她如何自行處理。接著我們就來到職場的實務面，我傳授過去高階主管的經驗，點出她的問題和解決方法，應該如何管理下屬、如何安排工作提高效率。也分享自己當年被大集團應聘去中國當全國總監，是如何力挽狂瀾創下佳績。鼓勵她要有信心一定會改善，當然藍螢石手鍊就出借跟她回去了。這是一個很另類的個案，整個過程我沒有用靈擺下任何指令，就只是帶著她找到問題和方法，之後就靠她自己執行的行動力了。

當我收到個案的回饋時，我非常開心，沒想到顯化的速度如此快，結果也出乎我意料之外。對於這個案的經驗，我真正想要分享的重點是：療癒個案的成功與否，一定要先找到造成問題的原因，再找解方（下指令或調整其他），同時要兼顧能量面和實務面上運作。如果不找到原因只針對狀況下指令，只能暫時解決，問題仍然會捲土重來，煩不勝煩。

感謝這位同學給我學習的機會。

個案心得回饋：

療癒一個月後：

事因：工作上不僅與同事糾紛未停，更有招惹外部是非紛擾不斷，讓我疲憊不已、體力無法負荷。

好久沒好好照顧自己了，看到自己凹陷的臉頰、下垂的嘴角，我不想自己變成這般模樣，希望能穩固自己健康與維持人際和諧，想到Rita老師或有解法，於是向老師求助了。

療癒1：

很快地老師安排會談時間，使用靈擺找出重點問題，原來是同事帶著前世的怨氣而來。

Rita老師建議我念一百零八遍零極限來消融昇華，在過程中，同事的面容從清楚到模糊不見，從面無表情到嘴角含笑，最後一面突然清晰顯露出一個粗獷臉，我不知是誰，但感受到愧疚感，他是想要我珍視他的！念完後，心裡放下了。

療癒2：

辦公方位改變，工作有助力。

Rita老師建議問自己初心，因為當時環境能量對我確實低落，最好換地域環境，當時我以留在原職場為方向，於是老師建議調整辦公座位方向，輔以黑曜石擋煞讓工作順利些。

事後：工作第一天即感受同事的敵意似乎沒了，工作雖多，助力居然主動來了，工作氣氛較好，事情推動很順利。

第十一天，總公司突然預告我將轉任工作，第二十四天已調任完成，目前我能正常下班，有了照顧自己的時間。

這一切真神奇，感謝Rita老師的療癒，讓我從勞碌工作、人事紛擾中找回能呼吸、愛自己的生活方式。

親身的外靈經驗分享

二〇一九年從寒冷的北歐回來三星期，時差仍然沒有完全調回來，每天清晨兩三點精神還是很好。這輩子從未在如此寒冷的地方待這麼久過，而且白天都在戶外活動。還好在當地並未有任何狀況也不覺得特別冷，但回到台灣的當晚我就開始發高燒病倒，整整在床上躺了一週，完全無法進食，經過我先生（自然醫學醫師）用自然療法，在沒有用任何藥物的情況下慢慢復原，當中自己也一直用靈擺自我療癒。在那當下我曾想過是否和我這次北歐之行所做的外靈處理反撲有關，靈擺測了不是，結果答案是我連結上那邊的能量啟動了轉化過程。由於無法進食所以身體殘留的毒素也就藉此排出，直到一週後我可以下床就感覺自己的身體有些不同，能量好像也提升很多了。直到現在才有感覺來分享這次特別的經歷。

一段原本不在計畫中的旅程因緣來到了挪威，當好友提出邀請時我感覺到一股強烈的召喚，當下就答應並立馬開了機票。但到底要去那裡做什麼完全一點概念都沒有，就只是覺得需要去一趟。早在幾年前就想到北歐冰島看極光但一直未能成行。所以就想順著流走就好了。這是第一次完全沒有行程的旅行，但我知道一定是有原因的。

一到挪威就認識了當地一位有靈視力接收訊息的療癒者Inger，我們歲數相同，一見如故，完全不像初次見面。她帶我們到奧斯陸的松恩湖，走進有名的挪威森林，踏在一片雪白的湖面上，我們一起坐下來靜心，感受到一股療癒的力量，非常peaceful！同時太陽也用不同的形狀回應我們。

第二天我答應幫Inger的女兒做個案（病痛和前世有關），來到了Inger女兒家。那是一個很老的區域，過去發生很多的殺戮，有樹林、小溪、瀑布，環境很優美，但感覺陰森森。一進到房子我就感覺到很沉重的能量，同行的好友沒多久就倒在沙發上（超奇怪）。當我幫她女兒一做完療癒就一股衝動想馬上離開那房子。隔天Inger告訴我女兒的疼痛已經減緩，我建議她離開前幫女兒的家淨化一下，否則住在裡面的人會受影響，她說知道，每次她來都會做但沒法根除，女兒又不肯搬家。她告訴我那是非常老的區域，歷史上發生很多的事，女兒和孫女常常會看到遊蕩的外靈。我當下就用靈擺測了一下發現那區域超多外靈滯留，我告訴她可以幫忙用外靈處理程序。

接著我就在白雪茫茫的山頂上完成了遠距的靈擺療法。當她收到我已經完成的簡訊時，她說好神奇，感覺到整間屋子能量完全改變了。更神奇的事，當下同步在台灣的家中也發生一些現象，先生傳來一張照片說家中液晶電視突然出現多條黑線，可能要報廢了。我測了一下是能量的干擾，我做了遠距轉化就恢復正常了（我也很意外）。

故事還沒結束。

隔天收到Inger發來訊息：

「我有一個問題請教你，當你昨天在移除那些外靈時，你有沒有感覺到其他的東西……我之所以問，因為我感覺這裡有一股非常沉重和激烈的攻擊，從昨天早些時候開始，就像有一股強烈的能量浪潮開始流經公寓，從浴室方向走向大廳，它像某種高速公路，許多奇怪的生物漂浮在其中，它們有大頭，小圓肚和同樣長的手／腳，兩端看起來像吸吮杯子的東西，它們有點像章魚，顏色從蛋殼到深灰色，它們穿過屋子中的家人，我的女婿在我面前喝酒，我看到它們中的兩個是如何直接向他走去，並將自己吸到身體上方和喉嚨下部區域……我沒有看到孩子和我女兒的身體，因為他們已上床睡覺，我立即開始清理並努力阻止這一切，但是花了很長時間，因為這些外靈們似乎不受影響或根本不在乎，所以我不得不召喚所有的力量，整晚都在工作，以保持淨化空間。

我相信一定有一些更大的門戶或某些東西可以讓這樣的事情發生，我來這裡至少十年，從來沒有見過這樣的狀況。我希望現在已好了，今天仍然一直在該地區工作，我甚至不確定這是來自地底，但覺得它更像是來自「空間」的門戶。

只是想跟你一起確認，好像你昨天有這樣的感覺。我很驚訝，沒想到會有這樣的事情。但希望現在好了。還好我不會在星期天之前離開，所以我可以觀察該區域幾天，看看是否有需要注意的東西。祝福你！

讀完訊息我也很訝異，也感受到Inger的不安，因為這是我初次用靈擺外靈處理程序做「整個區域」，用靈擺測了一下，就心安了。我回覆：

「我已經檢查過沒有問題，我使用的方法並非驅趕或消滅外靈，我只是提高它們的意識，它們就會清楚明白要去自己所屬的地方，完全取決於它們的自由意志，但是在那個領域外靈太多了，所以需要時間，別擔心，我使用靈擺下指令來加速它一天之內完成。」

結果第二天真的就搞定了：Inger回覆：

「嗨！親愛的，正在想著你，這裡的能量一整天都非常安靜，沒有動靜，沒有任何靈出現……是的，一切安寧！有趣的是……今天似乎屋子裡的每個人都有更多的能量，好像不那麼累……正在回歸自然狀態……」

經由這個事件，讓我透過有靈視力的管道真正見證了「靈擺外靈處理程序」，真的可以幫助到所有滯留在空間或卡在人體的外靈，因此我一直告訴學員不要帶著恐懼做靈擺療法，你所做的事可以幫助外靈往下一步走，它們會心存感謝的，感謝這一切發生，祝福你！

BC1137

靈擺療法進階指令

超越占卜，應用更廣，誰都可以簡單上手！

作　　者　艾力克．杭特博士（Erich Hunter, PhD）、王慧芳（Rita Wang）
責任編輯　田哲榮
協力編輯　朗慧
封面設計　斐類設計
內頁構成　歐陽碧智
校　　對　蔡函廷

發 行 人　蘇拾平
總 編 輯　于芝峰
副總編輯　田哲榮
業務發行　王綬晨、邱紹溢、劉文雅
行銷企劃　陳詩婷
出　　版　橡實文化ACORN Publishing
地址：231030新北市新店區北新路三段207-3號5樓
電話：02-8913-1005　傳真：02-8913-1056
網址：www.acornbooks.com.tw
E-mail信箱：acorn@andbooks.com.tw
發　　行　大雁出版基地
地址：231030新北市新店區北新路三段207-3號5樓
電話：02-8913-1005　傳真：02-8913-1056
讀者服務信箱：andbooks@andbooks.com.tw
劃撥帳號：19983379　戶名：大雁文化事業股份有限公司

印　　刷　中原造像股份有限公司
初版一刷　2024年12月
定　　價　520元
I S B N　978-626-7604-05-2

本書作者不具執業醫師資格，書中內容僅供作輔助之用，無法取代專業醫師的建議與診斷。如果您對健康狀況有所疑慮，請諮詢專業醫師的協助。

國家圖書館出版品預行編目(CIP)資料

靈擺療法進階指令：超越占卜，應用更廣，誰都可以簡單上手！/艾力克．杭特（Erich Hunter）著，王慧芳（Rita Wang）著. -- 初版. -- 新北市：橡實文化出版：大雁出版基地發行，2024.12
面；　公分
ISBN 978-626-7604-05-2（平裝）

1.CST: 另類療法　2.CST: 能量
3.CST: 健康法

418.995　　113015422